Medizinische Informatik und Statistik

Herausgeber: S. Koller, P. L. Reichertz und K. Überla

19

Hans Josef Rath

Peristaltische Strömungen

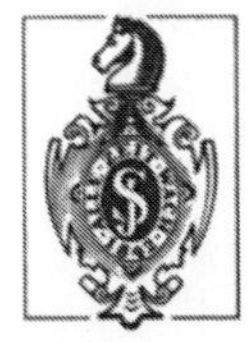

Springer-Verlag
Berlin Heidelberg New York 1980

Reihenherausgeber
S. Koller, P. L. Reichertz, K. Überla

Mitherausgeber
J. Anderson, G. Goos, F. Gremy, H.-J. Jesdinsky, H.-J. Lange,
B. Schneider, G. Segmüller, G. Wagner

Autor
Hans Josef Rath
Institut für Mechanik
Universität Hannover
Appelstraße 11
3000 Hannover 1

ISBN-13: 978-3-540-09999-4   e-ISBN-13: 978-3-642-81452-5
DOI: 10.1007/978-3-642-81452-5

CIP-Kurztitelaufnahme der Deutschen Bibliothek
Rath, Hans Josef:
Peristaltische Strömungen/Hans Josef Rath. –
Berlin, Heidelberg, New York: Springer, 1980.
(Medizinische Informatik und Statistik; 19)

MEINER FRAU MARLIES UND MEINEN TÖCHERN NICO UND JULIA
GEWIDMET

V O R W O R T
____

Die Peristaltik zählt zu dem jüngsten Zweig des Gesamtkomplexes der Durchströmung physiologischer Gefäße. Sowohl in der Biomechanik als auch in der
Physiologie sind diesbezüglich umfangreiche Untersuchungen innerhalb der
letzten fünfzehn Jahre durchgeführt worden. Insbesondere wurde versucht,
eine peristaltische Strömung im Experiment und als mathematisch- physika-
lisches Modell nachzubilden. Speziell in letzter Zeit sind umfangreiche
experimentelle und zahlreiche theoretische Arbeiten veröffentlicht worden,
wobei es äußerst schwierig und aufwendig ist, das Problem in voller All-
gemeinheit zu erfassen. Deshalb müssen in den meisten Fällen Vereinfachungen
getroffen werden, um den Aufwand für die experimentellen und theoretischen
Untersuchungen nicht zu groß werden zu lassen.

Bisher scheint noch keine Veröffentlichung bekannt zu sein, die den Themenkreis Peristaltik in übersichtlicher Form darstellt. Mit diesem Buch soll
versucht werden, diese Lücke zu schließen. Es soll eine Übersicht vermitteln bezüglich

    1. der Beschreibung des Phänomens Peristaltik

    2. des Auftretens der Peristaltik in der Physiologie

    3. der experimentellen Untersuchungen in der Physiologie

    4. der Nachbildung einer peristaltischen Strömung im Experiment

    5. der theoretischen Modelle zur Peristaltik

    6. der Grundgleichungen der Strömungs- und Elastomechanik

    7. der Lösungsmethoden der entsprechenden Gleichungen.

In einem umfangreichen Literaturverzeichnis sind entsprechende Arbeiten,
bzw. Aufsätze über die oben aufgeführten Punkte zu finden. Die einzelnen
Kapitel sind absichtlich relativ kurz gehalten, da auf die entsprechende

Literatur verwiesen werden kann.

Die vorliegende Arbeit entstand am Institut für Mechanik (Prof. Dr.-Ing. D. Besdo, Prof. Dr.-Ing. O. Mahrenholtz) der Universität Hannover, an dem neben anderen biomechanischen Problemen auch die Peristaltik in Theorie und Experiment untersucht wird. Für die fachlichen Diskussionen bin ich Herrn Dipl.-Ing. Zimmermann zu Dank verpflichtet.

Mein besonderer Dank gilt Frl. A. Dzambasevic für die schnelle und präzise Anfertigung der Skizzen sowie für die sauber geschriebenen Gleichungen.

Hannover, im Oktober 1978

H. J. Rath

1. EINLEITUNG

Unter PERISTALTIK versteht man allgemein fortschreitende Kontraktionswellen in viskoelastischen Gefäßwandungen, wodurch der Inhalt eines Gefäßes weitertransportiert wird. Die Pumpwirkung wird ohne Ventile, nur durch die Wellenbewegung einer flexiblen Wand erreicht. Die Peristaltik ist fast im gesamten Gastro- Intestinaltrakt sowie in Speiseröhre (Oesophagus), im Harnleiter (Ureter), im Samenleiter (Ductus deferens), im Eileiter (Tuba uterina) und im Dünndarm anzutreffen. Allerdings sind die jeweilig anzutreffenden Wellen bezüglich der Amplitude, der Wellenlänge, der Wellengeschwindigkeit und der Wellenform sehr unterschiedlich. Während es sich im Dünndarm beispielsweise um scharfkantige wandernde Einschnürungen handelt, durchlaufen den Harnleiter sanft geschwungene Wellen, die im gesunden Organ den Strömungsquerschnitt okklusiv schließen. Das Prinzip der Peristaltik wird häufig in der biomedizinischen Technik zur Förderung von Blut oder anderen Flüssigkeiten ausgenutzt. Auch in der Technik werden bereits peristaltische Pumpen zur Förderung sehr empfindlicher oder sehr aggressiver Flüssigkeiten eingesetzt.

Der Ursprung des Wortes "Peristaltik" liegt im Griechischen und bedeutet "Zusammenziehung". Insofern hat sich die Bedeutung des Wortes bis heute gewandelt. Seit etwa 1957 werden umfangreiche Forschungen bezüglich der Peristaltik durchgeführt. Insbesondere in der Urologie beschäftigt man sich sehr ausführlich unter anderem mit der Problematik der Harnleiterperistaltik. Dieses ist insofern schwierig, als der Ureter gegenüber bestimmten Reizungen sehr empfindlich reagiert. Sowohl die Vorbehandlung der Versuchsperson oder des Versuchstieres als auch die Aufregung und die Narkose sowie mechanische Reizungen beim Einbringen des Katheters können die Harnleiterperistaltik stark beeinflussen. Deshalb setzte sich Mitte der sechziger Jahre die Erkenntnis durch, die Peristaltik an geeigneten Versuchsständen und durch die Entwicklung mathematischer Modelle genauer zu analysieren.

Bisher findet man in der Literatur sehr viele theoretische Arbeiten, jedoch nur wenige Veröffentlichungen über experimentelle Untersuchungen an einem strömungsmechanischen Versuchsstand. Der Grund ist wohl in den enormen konstruktiven Schwierigkeiten zu suchen, einen entsprechenden Kanal nachzubilden. Bei den Versuchsanordnungen trifft man grundsätzlich zwei verschiedene Ausführungen an, durch die eine peristaltische Strömung im Experiment nachgebildet werden soll. Grundsätzlich wird bei beiden Modellen nur eine Wand bewegt. Die Geometrie ist insofern unterschiedlich, als die Kanalachse kreisbogenförmig [56] , bzw. gerade verläuft [47] , [62] , [65] . Bisher findet man kein Versuchsmodell, das eine rotationssymmetrische Strömung wiedergibt. Im Prinzip kann man sagen, daß die wesentlichen Phänomene der Peristaltik bei rotationssymmetrischer und ebener Strömung die gleichen sind.

Seit etwa 1965 findet man zahlreiche theoretische Arbeiten, in denen versucht wird, eine peristaltische Strömung mit sehr unterschiedlichen Vereinfachungen und Randbedingungen zu berechnen. Da die Grundgleichungen der Strömungsmechanik nichtlinear sind, ist eine analytische Integration nur in den wenigsten Fällen möglich. Vielmehr muß eine Lösung dann mit Hilfe der Störungsrechnung oder der numerischen Mathematik angestrebt werden. In den meisten Veröffentlichungen zu dem angesprochenen Themenkreis findet man die folgenden wichtigen Ähnlichkeitskennzahlen, die sich aus den dimensionslos gemachten Gleichungen der Strömungsmechanik, bzw. aus den die Bewegung der Wand beschreibenden Beziehungen ergeben [43] , [44] .

AMPLITUDENVERHÄLTNIS $\qquad \varepsilon = \dfrac{b}{R}$ $\qquad\qquad$ (1)

WELLENORDNUNG $\qquad \delta = \dfrac{R}{\lambda}$ $\qquad\qquad$ (2)

REYNOLDSZAHL $\qquad Re = \dfrac{R \cdot c}{\nu}$ $\qquad\qquad$ (3)

STROUHALZAHL $\qquad Str = \dfrac{c \cdot \ell}{\lambda \cdot a_o}$ $\qquad\qquad$ (4)

Die Bezeichnungen in den aufgeführten Gleichungen korrespondieren zu Bild 1. ε ist die relative Amplitude, während b die
maximale Amplitude der Auslenkung der Schlauchwand und R der
Innenradius des unverformten Gefäßes sein soll. Der Quotient aus
R und der Wellenlänge λ sei die Wellenordnung δ . Die Reynoldszahl Re wird aus R, der Wellengeschwindigkeit c und der kine-
matischen Viskosität ν des Fluides gebildet. Häufig trifft man

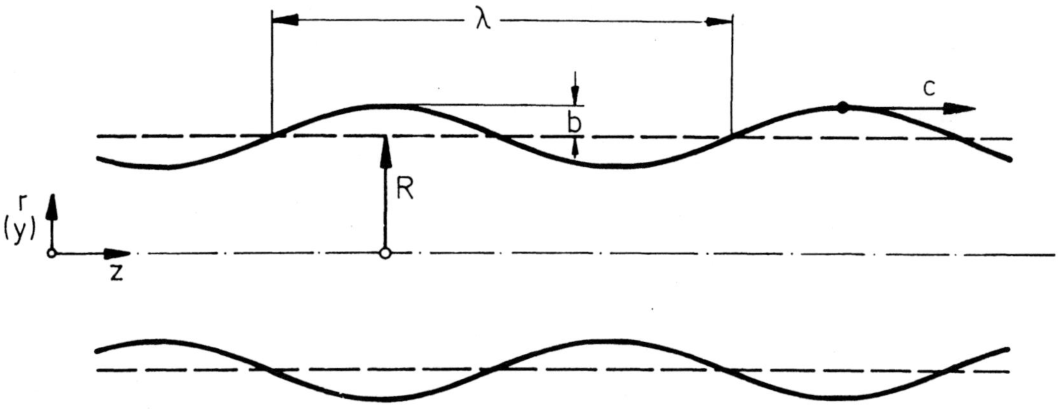

__BILD 1__: SKIZZE ZU DEN BEZEICHNUNGEN

auch eine mit der Wellenordnung δ multiplizierte Reynoldszahl
an. Die Strouhalzahl wird aus dem Quotienten der Produkte $c \cdot \ell$ und
$\lambda \cdot a_0$ gebildet, wobei ℓ die Schlauchlänge und a_0 die Wellenfortpflanzungsgeschwindigkeit sein soll, wenn man die elastischen
Eigenschaften der Gefäßwände mit einbezieht. Bild 1 gibt den rotationssymmetrischen Fall wieder. Die z- Koordinate befinde sich
in der Mitte des Kanals. Für die ebene Strömung kann in Bild 1
eine flexible Wand durch eine feste ersetzt werden. Der Radius
entspricht dann der Kanalhöhe H. Je nach den Größenordnungen
der aufgeführten Kennzahlen lassen sich die Grundgleichungen
mehr oder weniger vereinfachen. In den meisten Fällen wird man
mindestens einen der Kennparameter sehr klein wählen müssen, ent-
weder $\varepsilon \ll 1$, $Re \ll 1$, $\delta \ll 1$ oder $Str \ll 1$. Dieses ist notwendig, damit der mathematische Aufwand zur Lösung des Gleichungssystemes eine obere Grenze nicht überschreitet.

2. DIE PERISTALTIK IN DER PHYSIOLOGIE

Wie schon erwähnt, findet man die Peristaltik in der Physiologie insbesondere in Speiseröhre, Harnleiter, Samenleiter, Eileiter und Dünndarm. Die Mechanik des Speisetransportes in der SPEISERÖHRE hat sehr viel Ähnlichkeit mit der Peristaltik des Dünndarmes [7] , [48] . Der Oesophagus übernimmt einen aktiven Transport, indem sich eine Einschnürung oberhalb des Bissens bildet, die dann wellenförmig gegen den Magen vorwärts schreitet und die Speise vor sich hertreibt. Dabei ist das Fortschreiten der Kontraktionswelle nervös geregelt. Der SAMENLEITER ist ein dünnes, nach vorne hin sich verjüngendes außerordentlich starkes Muskelröhrchen. Durch Verkürzung und gleichzeitige Erweiterung wird die peristaltische Förderung bewirkt. Die Aufgabe des EILEITERS besteht darin, das Ei aufzufangen und in die Gebärmutter weiterzuleiten. In seinem Innern ist er mit einem sekretabscheidenden Flimmerepithel ausgekleidet, wodurch ein Sekretstrom zur Gebärmutter hin in Gang gesetzt wird. Die Muskeln des Eileiters üben eine aktive, peristaltische Unterstützung auf das Ei aus, wobei dieser peristaltische Transport wichtiger ist als der Flimmerstrom. Die scharfkantigen peristaltischen Wellen werden im DÜNNDARM durch das Hormon Cholin ausgelöst [25] , [47]. Neben dieser Transportbewegung finden noch rhythmische Pendelbewegungen statt, die für eine gute Durchmischung des Darminhaltes sorgen. In dem angesprochenen Themenkreis nimmt der Harnleiter eine besondere Stellung ein, weshalb die Funktion desselben ausführlicher erläutert werden soll.

2.1 PHYSIOLOGIE UND ANATOMIE DES HARNLEITERS

Der Harnleiter verbindet das Nierenbecken mit der Blase [7] , [48] , [65] . Er überkreuzt in seinem Verlauf die großen Beckengefäße und unterkreuzt den Ductus deferens bzw. die A. uterina. Die Einmündung erfolgt an der Rückseite der Blase. Die Länge des Ureters beträgt ca. 30 cm. Er besteht hauptsächlich aus drei Schichten. Innen befindet sich die Schleimhaut (Mucosa). Dann folgt die große Muskelschicht und eine lockere Bindege-

websschicht. In Bild 2 ist der Querschnitt eines Harnleiters
schematisch dargestellt. Man erkennt, daß ein sternförmiges
Lumen vorhanden ist. Der weitaus größte Teil des Querschnittes
wird von den drei Muskelschichten eingenommen, die spiral- oder
ringförmig verlaufen [40] . Diese drei Schichten sind nicht iso-
liert voneinander, sondern die Fasern durchlaufen alle Schichten.

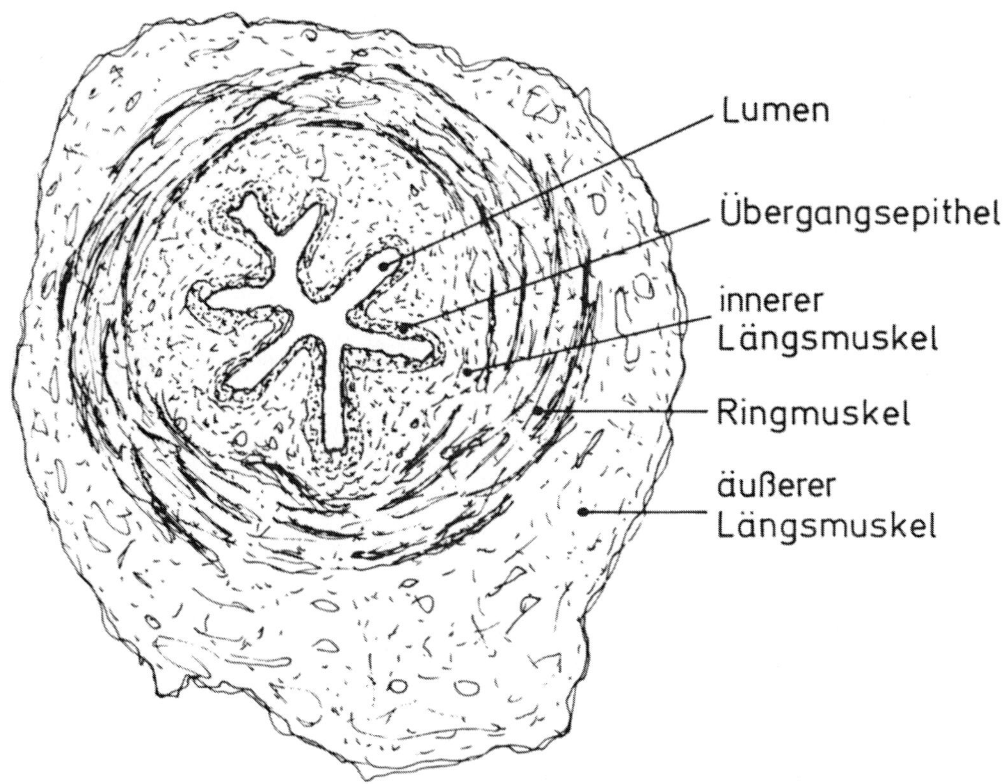

<u>BILD 2</u>: SCHEMATISCHER QUERSCHNITT DURCH DEN HARNLEITER

Der Harnleiter fördert den Urin vom Nierenbecken in die Blase,
wobei während einer Kontraktion das Lumen des Harnleiters vollständig verschlossen wird. Die mittlere Wellengeschwindigkeit
beträgt etwa 3 cm/s. In Bild 3 sind schlagartig eingefrorene
Querschnitte des Ureters einschließlich des Druckverlaufes [76]

dargestellt. Interessanterweise bleibt, wie aus Bild 3 ersichtlich, das sternförmige Lumen während der maximalen Dilatations-
phase erhalten. Nierenbecken und Harnleiter passen sich im ge-
wissem Umfang dem jeweiligen Diuresestadium an [1] , durch Weit-
oder Engstellung und durch die Frequenz. Aus Bild 4 ist ersichtlich, daß die Frequenz f der Peristaltik bis zu einem bestimmten Volumenstrom ansteigt, um dann bei extrem hohen Diurese-
werten wieder abzufallen [40] . Die peristaltische Welle wird

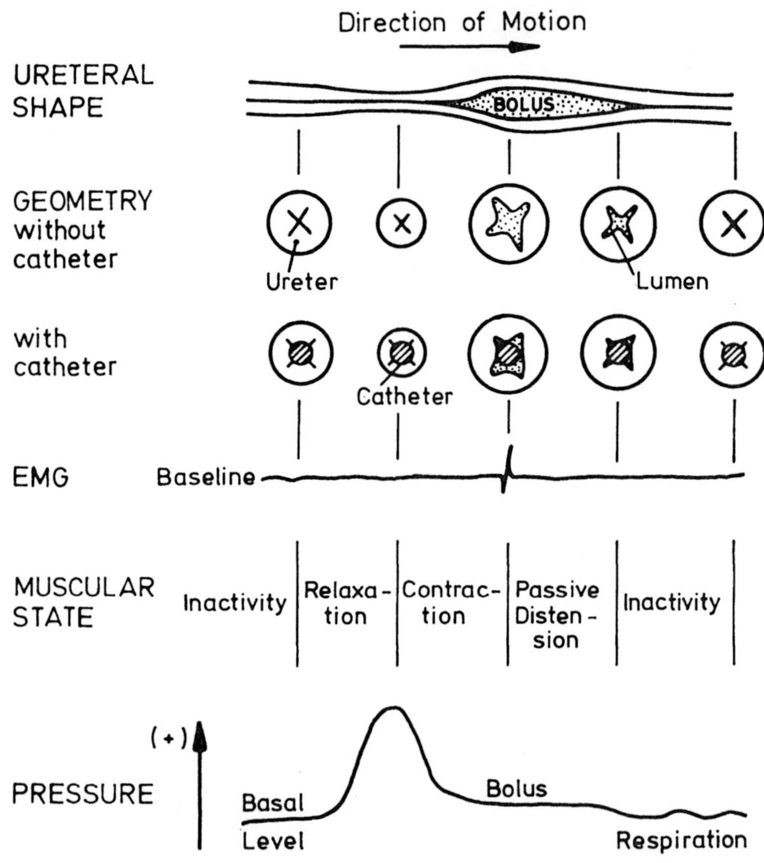

<u>BILD 3</u>: SCHLAGARTIG EINGEFRORENE QUERSCHNITTE DES HARN-
LEITERS MIT ZUGEHÖRIGEM DRUCKVERLAUF [76]

durch die mechanische Dehnung infolge des einströmenden Urins
ausgelöst. Das autonome Nervensysten hat keinen Einfluß auf die
Frequenz. Wie in Bild 5 zu sehen ist, werden die geförderten

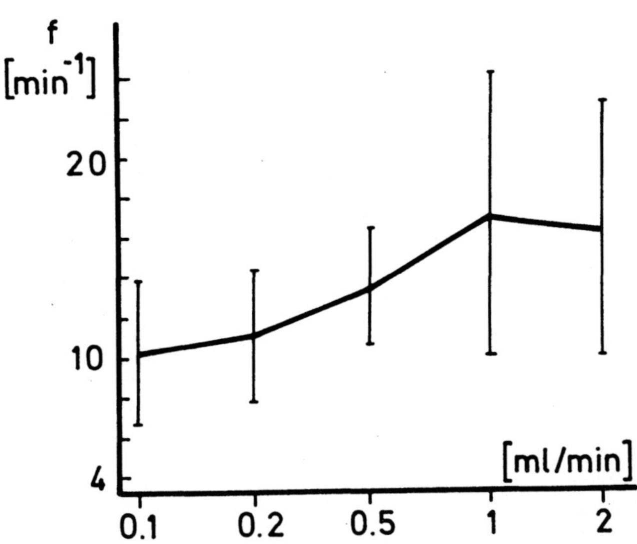

<u>BILD 4</u>: FREQUENZ ÜBER DEM VOLUMENSTROM

Urinspindeln mit steigendem Volumenstrom länger [22] . Im Ex-
tremfall geht dann die Peristaltik in eine kontinuierliche Rohrströmung über, d. h. es gelingt der Uretermuskulatur nicht mehr,
sich hinter dem Bolus zusammenzuziehen. In diesem Fall hat die
Peristaltik keinen Einfluß mehr auf die eigentliche Strömung.

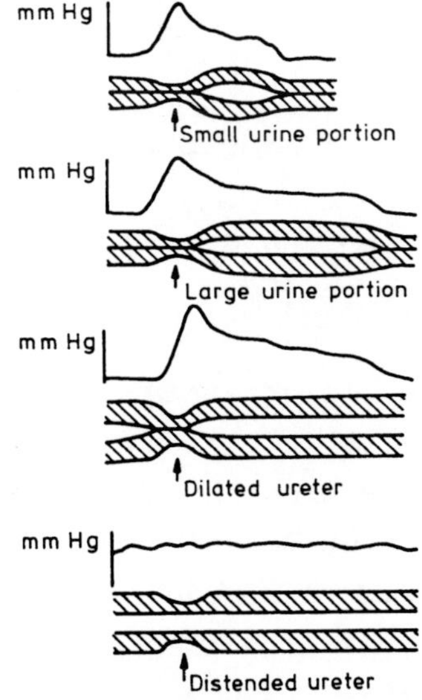

<u>BILD 5</u>: DRUCKVERLAUF BEI STEIGENDEM VOLUMENSTROM,
LÄNGSSCHNITT DURCH DEN URETER [22]

Dieses geschieht beim Menschen dann, wenn der Druck im Nierenbecken 10 mm Hg überschreitet.

Die Dynamik des Ureters in vivo wurde von Weinberg [57] untersucht. Er benutzte dazu Hunde zwischen 22 kg und 32 kg mit gesunden Harnleitern. Mit einem entsprechenden Katheter wurde ein
Urometrogramm erstellt und der Volumenstrom gemessen.Mit Hilfe

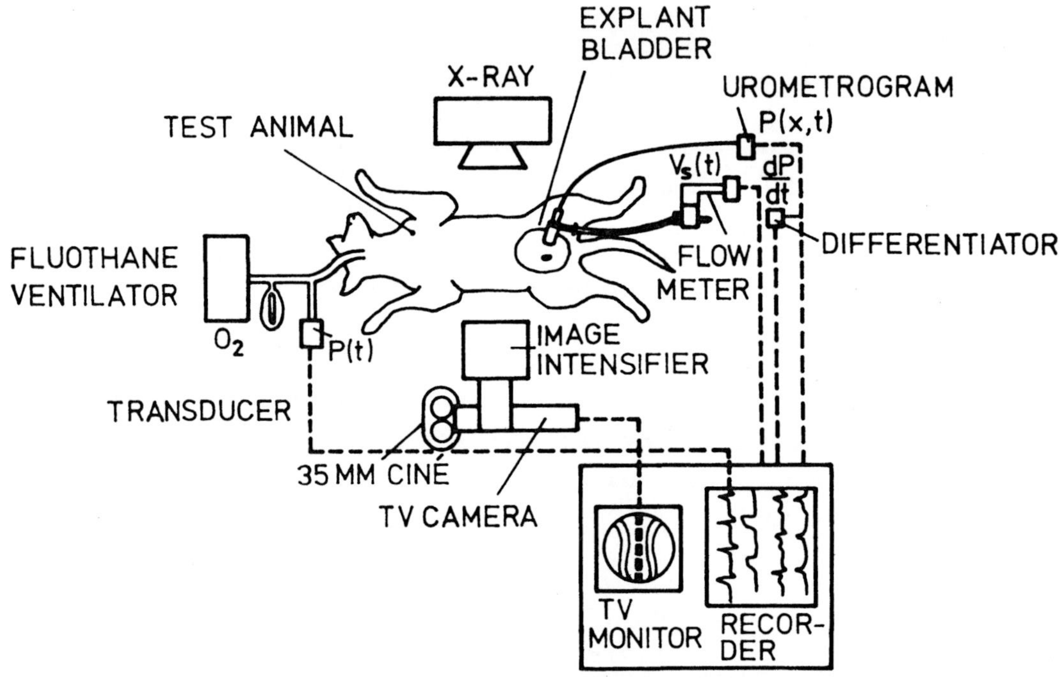

BILD 6: VERSUCHSAUFBAU ZUR MESSUNG DER HARNLEITER-
DYNAMIK IN VIVO [57]

eines Druckaufnehmers wurde gleichzeitig der Druckverlauf gemessen. Der Versuchsaufbau ist in Bild 6 dargestellt. Man sieht,
daß die Untersuchungen röntgenologisch überwacht wurden. Eine
Detailzeichnung (Bild 7) gibt Einzelheiten des Meßverfahrens
wieder. Bild 8 zeigt ein typisches Meßprotokoll dieser Untersuchungen. Der Basisdruck im relaxierten Harnleiter wird durch
den Ruhetonus der Harnleiterwand und durch den Druck in der Um-
gebung bestimmt. In Bild 8 repräsentiert t_i das Zeitintervall

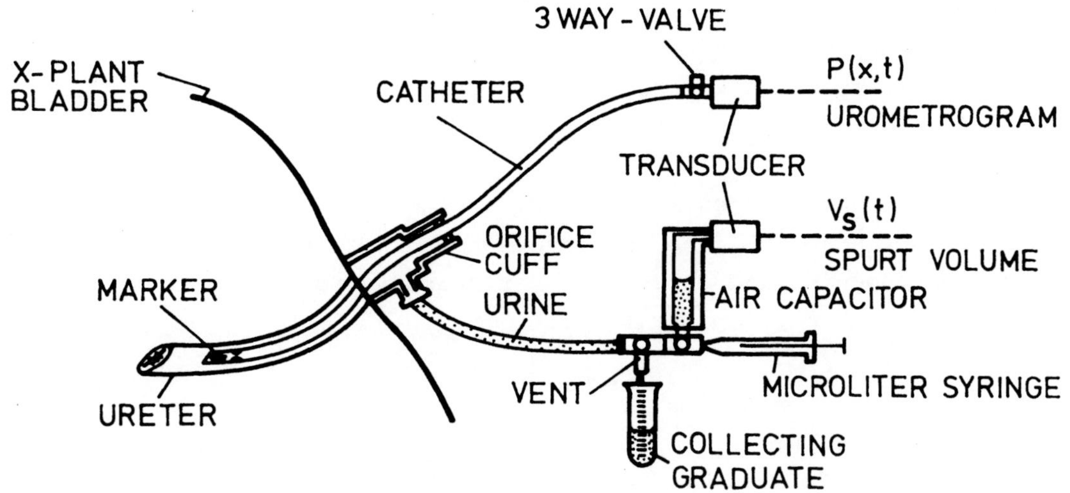

<u>BILD 7</u>: DRUCK- UND VOLUMENMESSUNG [57]

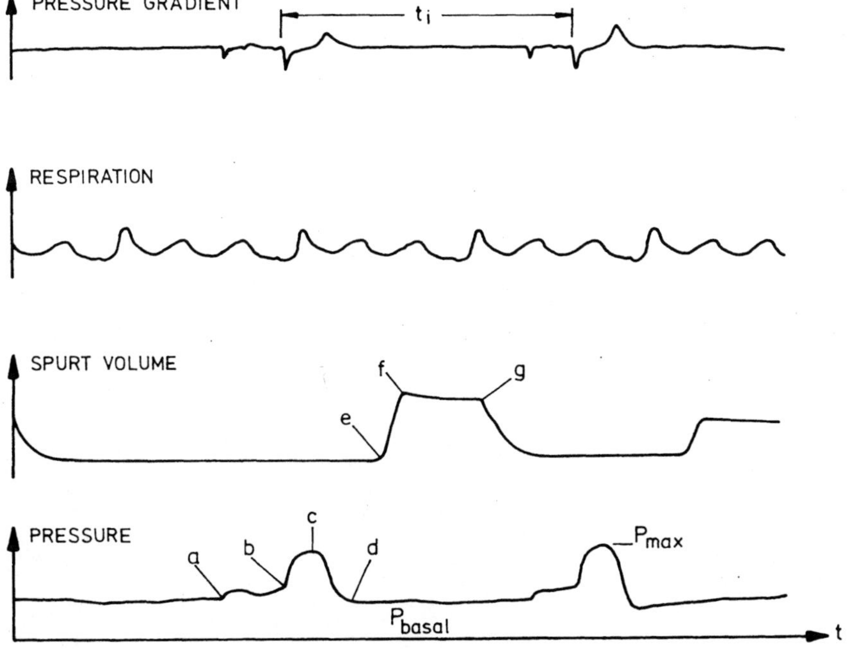

<u>BILD 8</u>: TYPISCHES MESSPROTOKOLL [57]

zwischen den Wellen. a und b geben den Anfang und das Ende
des Bolus an. Von b nach c wird der Ureter kontrahiert, von
c nach d relaxiert. Zwischen e und f tritt der Urin ein.
Bild 9 zeigt den Ureter mit Katheter [57] und die zugehöri-
gen Verläufe des äußeren Durchmessers, des Querschnittes des
Lumens als Funktion der Axialkoordinate und ein Urometrogramm.
Man erkennt eine örtliche Phasenverschiebung zwischen dem äußeren Durchmesser und dem Lumen. Der Druck im Bolus ist konstant.

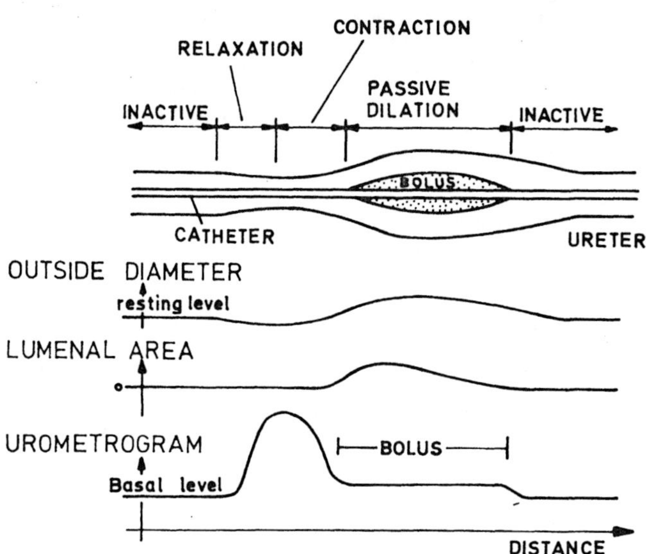

BILD 9: DURCHMESSER, QUERSCHNITT DES LUMENS UND DRUCK
ALS FUNKTION DER AXIALKOORDINATE (57)

3. NACHBILDUNG EINER PERISTALTISCHEN STRÖMUNG IM EXPERIMENT

3.1 BESCHREIBUNG DER VERSUCHSSTÄNDE

In der bisherigen Literatur findet man nur sehr wenige Veröffentlichungen über Experimente an peristaltischen Versuchs-
einrichtungen. Die Schwierigkeit liegt in der Erzeugung unge-
dämpfter Wasserwellen an der Gefäßwand. Für die rotationssymmetrische Strömung ist kein Versuchsstand bekannt. Bei der Nachbildung der ebenen Strömung trifft man grundsätzlich zwei verschiedene Konstruktionen an. Die Kanalachse verläuft entweder
kreisbogenförmig oder gerade. Allen Experimenten ist gemein-
sam, daß stets nur eine Wand bewegt wird, und zwar in der Regel
durch sinusförmige Wellen.

Am Institut für Mechanik der Technischen Universität Hannover
wurde von Schmidt [47] ein peristaltischer Versuchsstand mit ge-
rader Kanalachse konstruiert, an dem von Zimmermann [65] ausführliche Untersuchungen durchgeführt wurden, insbesondere in-
wieweit die Wellenform Einfluß auf das Förderverhalten hat. In
Bild 10 ist der prinzipielle Aufbau des Versuches von Lin und
Fung [62] zu sehen. Der Versuchsstand besteht aus einem recht-
eckigen geradlinigen Kanal, dessen Unterseite bewegt wird. Unter

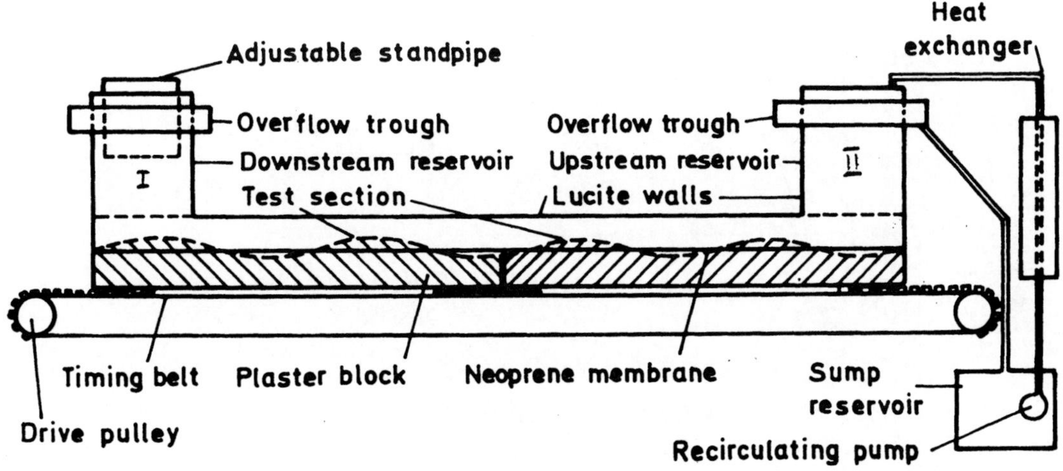

BILD 10: VERSUCHSSTAND VON LIN UND FUNG [62]

dem Kanal läuft, von einem stark untersetzten drehzahlregelbaren Motor angetrieben, ein verzahntes Förderband her. Die Wellenbewegung wird durch die aufgesetzten, unterschiedlich hohen Blöcke auf dem Förderband erzielt. Zwei große Reservoirs (I, II) legen den Basisdruck, bzw. den äußeren Druckgradienten fest. Eine Pumpe fördert überschüssige Flüssigkei (hier Silikonöl) in den stromaufwärts liegenden Behälter. Durch den Flüssigkeitsdruck wird die Membran gezwungen, annähernd den Konturen des Förderbandes zu folgen. Durch einen induktiven Wegaufnehmer wird die tatsächliche Auslenkung der Membran aufgenommen. Die Reynoldszahl konnte von 0,5 bis 2,5 variiert werden.

Der von Schmidt konstruierte Kanal ist ähnlich aufgebaut [47], besitzt jedoch noch einige Vorteile des Versuchsstandes von Weinberg et. al. [56] . Weinberg benutzt einen Kanal, dessen Kanalachse kreisbogenförmig verläuft (Bild 11). Es wird ein rotierender Zylinder angewandt, auf dessen Umfang in radialer Richtung verstellbare Arme angeordnet sind. Die radiale Einstellung ist stets so, daß bei dem Sinusverlauf, den die Einhüllende der Arme bildet, 6 Wellenlängen auf dem Umfang des Rotors angeordnet sind. Die Außenwand des Kanales ist starr und verläuft konzentrisch um den Rotor herum. Der Austritt des Fluides wird am Zu- und Ablauf durch Dichtungen verhindert. Der

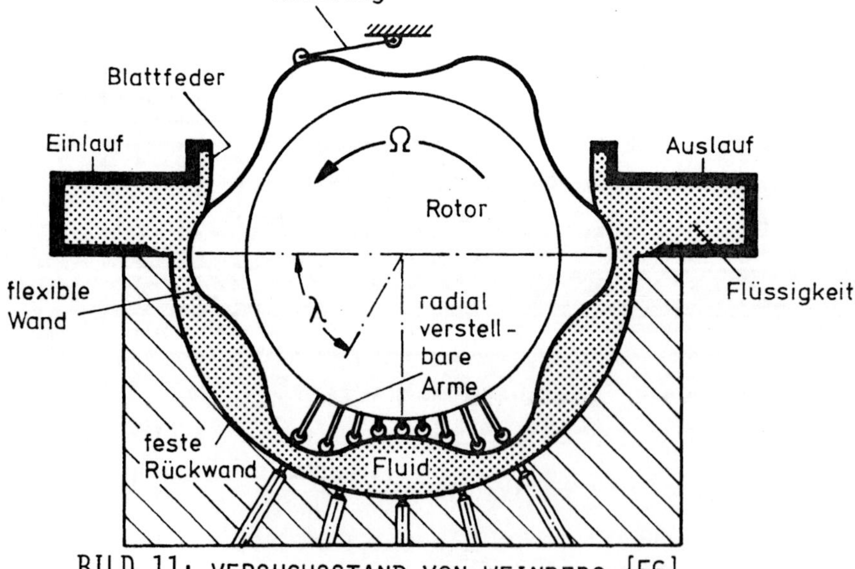

BILD 11: VERSUCHSSTAND VON WEINBERG [56]

Kanal ist 254 mm hoch und etwa 13 mm breit, während die Kanallänge (Bogenlänge) etwa 1372 mm beträgt. Der prinzipielle Aufbau geht bereits auf Latham [24] zurück. Als Medium wurden verschiedene Mischungen aus Wasser und Glyzerin angewandt. Durch
die Variation der Rotordrehzahl läßt sich natürlich die Reynoldszahl verändern. Um die Flüssigkeitsbewegung beobachten zu können,
wurde eine mitrotierende Kamera installiert, wodurch die Vorgänge
in einem mit der Wellengeschwindigkeit c bewegten Koordinatensystem sichtbar gemacht werden.

3.2 CHARAKTERISTISCHE MESSGRÖSSEN IN DER PERISTALTIK

Die wichtigsten Meßgrößen sind der Druck, der Druckgradient in
Längsrichtung des Kanales und der mittlere Volumenstrom. Die in
den Gleichungen (1) bis (4) aufgeführten Kennzahlen lassen sich
aus der Wellengeschwindigkeit, den geometrischen Abmessungen der
Kanalkonstruktion und aus den Stoffkonstanten berechnen. Mit
Hilfe der Bahnlinien der Flüssigkeitsteilchen lassen sich spe-
zielle Phänomene erkennen und deuten.

3.2.1 ZEITLICHER DRUCKVERLAUF

Die im Experiment ermittelten Druckverläufe über der Zeit liegen nur aus den Untersuchungen von Weinberg [56] und Zimmermann,
Mank [32] vor. Für den Sonderfall des fehlenden äußeren Druckgradienten sind die Druckdifferenzen zu einem Bezugsdruck in den
Abständen (1/4, 1/2, 3/4 und 1/1)$\cdot\lambda$ von der Bezugsstelle über der
dimensionslosen Zeit dargestellt [56] . Das Amplitudenverhältnis betrug $\varepsilon = 0,4$. Die durchgezogenen Linien in Bild 12 geben
den theoretischen Verlauf wieder, während die Meßpunkte von Weinberg [56] ermittelt wurden. Es ist hier eine ausgesprochen gute
Übereinstimmung zwischen Theorie und Praxis zu verzeichnen. Dassel-
be trifft auch für die in Bild 13 dargestellten Druckverläufe
über der normierten Zeit zu [32]. Der dargestellte Wechseldruck
wurde auf der Kanaloberseite gemessen. Im oberen Teil des Bildes ist der zugehörige Wandverlauf eingezeichnet. Rechnung und
Messung stimmen auch hier sehr gut überein, allerdings ist der

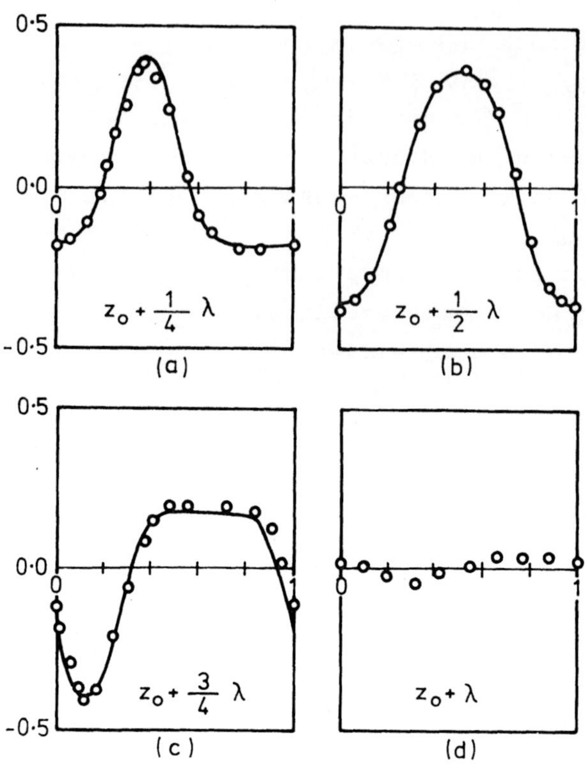

BILD 12: DRUCKVERLAUF ÜBER DER ZEIT IN THEORIE UND EXPERIMENT [56]

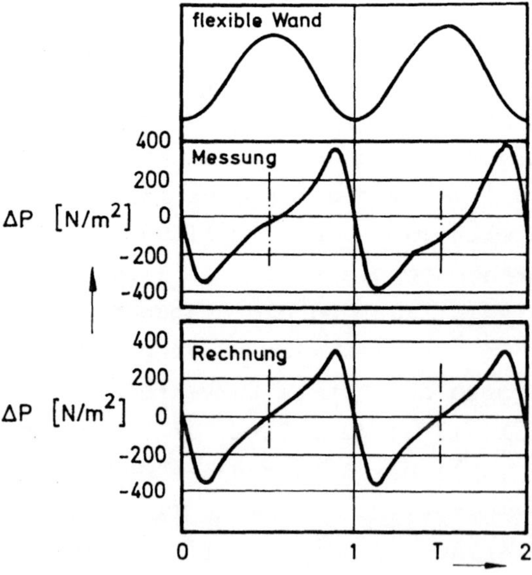

BILD 13: DRUCKVERLAUF ÜBER DER ZEIT [32]

Nulldurchgang der zweiten Welle etwas nach unten hin verschoben. Da jedoch im Harnleiter die Wellenform keineswegs mehr
sinusförmig ist, muß man bei einer Übertragung der Ergebnisse
auf die Verhältnisse im Ureter sehr vorsichtig sein.

3.2.2 MITTLERER VOLUMENSTROM UND DRUCKANSTIEG IN ABHÄNGIGKEIT VON DER REYNOLDSZAHL

In Bild 14 ist der mit dem Amplitudenverhältnis ε multiplizierte bezogene mittlere Volumenstrom σ_0 über der mit der Wellenordnung δ multiplizierten Reynoldszahl Re dargestellt [56] . Die
Fördercharakteristiken wurden bei fehlendem äußeren Druckgradienten aufgenommen. Die durchgezogene Kurve in Bild 14 gibt
die Theorie nach [21] wieder. Man erkennt, daß bis etwa $Re \cdot \delta = 1$

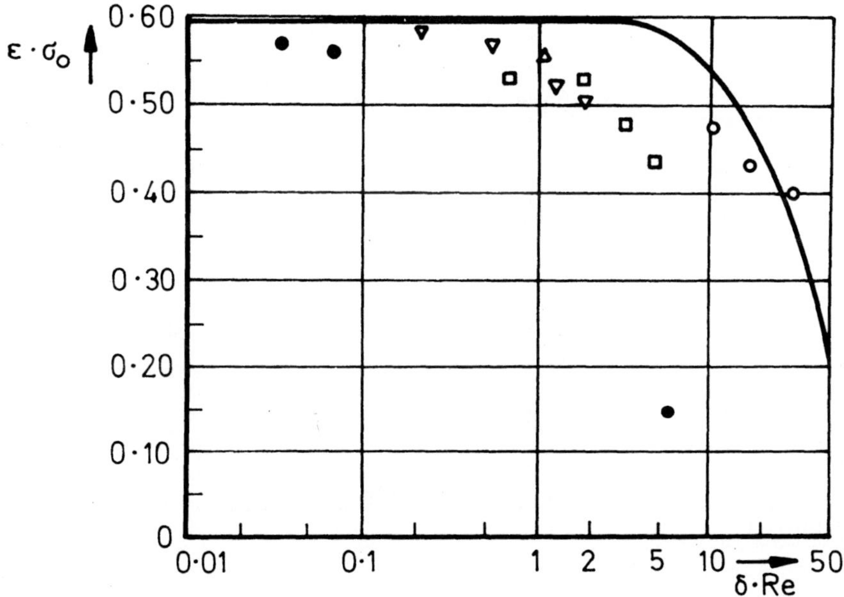

BILD 14: ABHÄNGIGKEIT DES MITTLEREN VOLUMENSTROMES
VON DER REYNOLDSZAHL BEI FEHLENDEM ÄUSSEREN
DRUCKGRADIENTEN [56]

der Volumenstrom konstant bleibt. Interessant ist die Tatsache,
daß er danach trotz steigender Reynoldszahl abnimmt. Das Produkt

$\delta \cdot \text{Re} \cdot (\Delta p_\lambda)_{max}$ ist in Bild 15 über $\delta \cdot \text{Re}$ aufgetragen, und zwar für den Sonderfall der Nullförderung, d. h. der Volumenstrom ist Null ($\bar{\sigma} = 0$). $(\Delta p_\lambda)_{max}$ ist der maximale Druckanstieg in Richtung der Kanalachse. Das Amplitudenverhältnis ε betrug $\varepsilon = 0{,}7$. Die durch-gezogene Linie wurde von [21] aus einer Störungsreihe bis zur Ordnung $(\text{Re})^2$ gewonnen. Eine gute Übereinstimmung ist bis ca. $\delta \cdot \text{Re} = 10$ zu verzeichnen.

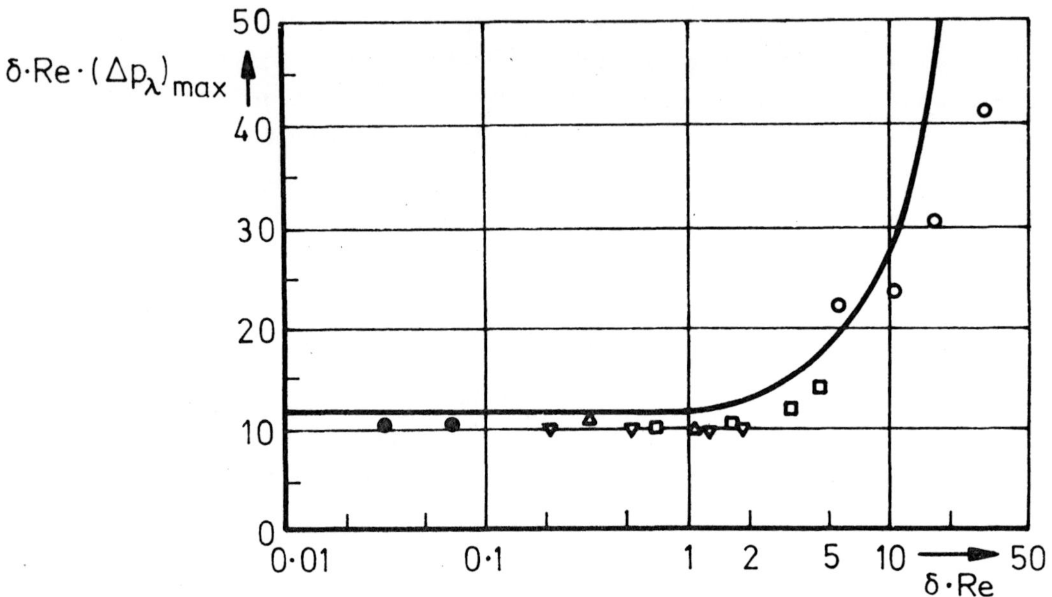

<u>BILD 15</u>: MAXIMALER DRUCKANSTIEG ÜBER DER REYNOLDS-ZAHL BEI NULLFÖRDERUNG [56]

3.2.3 ÄUSSERER DRUCKGRADIENT IN ABHÄNGIGKEIT VOM MITTLEREN VOLUMENSTROM

Der äußere normierte Druckgradient ist in Bild 16 über dem mitt-leren Volumenstrom aufgetragen [24] . Parameter ist das Produkt $\delta \cdot \text{Re}$. Für sehr kleine Reynoldszahlen ($\delta \cdot \text{Re} \ll 1$) erhält man als Verbindungslinien der gleichen Meßpunkte Geraden mit ne-gativer Steigung. Der Schnittpunkt dieser Linien mit der Ordina-tenachse ergibt den jeweiligen Druckgradienten bei Nullförde-rung ($\bar{\sigma} = 0$). Die Ergebnisse sind registriert worden bei einem Amplitudenverhältnis von $\varepsilon = 1/3$ und einer Wellenordnung von $\delta = 0{,}473$.

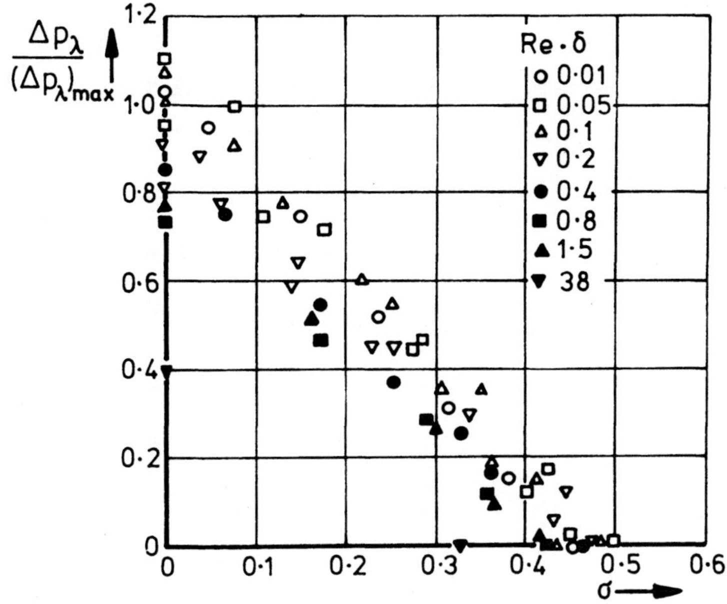

BILD 16: ÄUSSERER DRUCKGRADIENT ALS FUNKTION DES
MITTLEREN VOLUMENSTROMES [24]

3.3 SPEZIELLE PHÄNOMENE DER PERISTALTIK

Durch Beimischung von Farbstoff können verschiedene Besonder-
heiten der peristaltischen Strömung sichtbar gemacht werden [56],
[62] . Insbesondere können Wirbelbewegungen durch Beimengen kleiner Feststoffteilchen gut beobachtet werden. Desweiteren können
mittels Stauröhrchen und Hitzdrahtsonden Geschwindigkeitsprofile gemessen werden.

3.3.1 BAHNLINIEN

Bild 17 zeigt die Teilchenbahnen für drei verschiedene Ausgangs-
positionen, wie sie Yin und Fung in ihren Versuchen erhielten,
und zwar für den Sonderfall der Nullförderung [62] . In Bild 17
kennzeichnet ■ die Lage des Teilchens zu Beginn einer Wellenperiode und + die Lage desselben Teilchens am Ende derselben. Die
Bahnlinien wurden bei einer Reynoldszahl von Re = 0,6, bei einem

Amplitudenverhältnis von $\varepsilon = 0,2$ und bei einer Wellenordnung von
$\delta = 0,57$ ermittelt. Die feste Wand ist in Bild 17 durch eine
Schraffur gekennzeichnet, während die obere Amplitude gestrichelt
und die Ruhelage durchgezogen dargestellt sind.

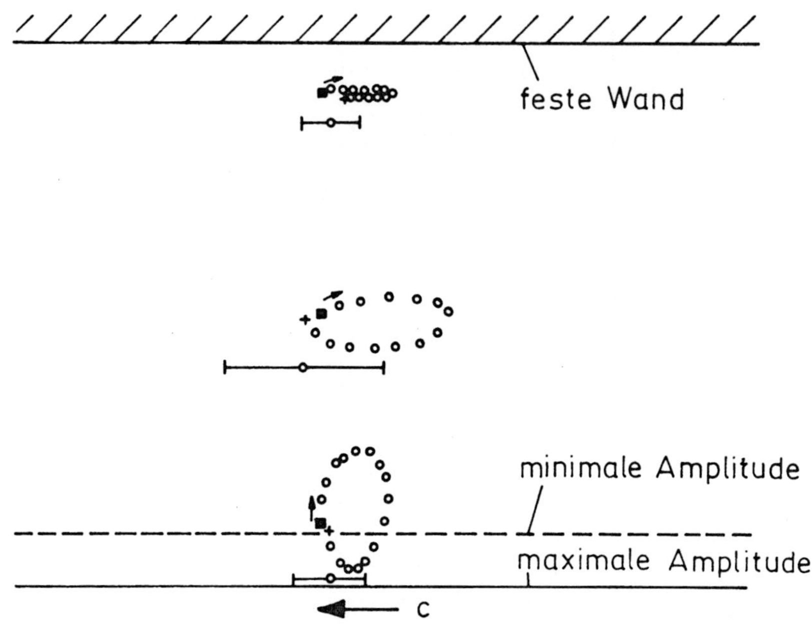

BILD 17: TEILCHENBAHNEN FÜR DREI VERSCHIEDENE AUS-
GANGSPOSITIONEN [62]

3.3.2 REFLUX

Aus Bild 17 ist ersichtlich, daß unter bestimmten Bedingungen
die Teilchen sich entgegen der Hauptströmungsrichtung fortbewegen. Dieses Phänomen wird allgemein mit Reflux bezeichnet und
wird als Erklärung dafür angesehen, daß Bakterien in relativ kurzer Zeit von der Blase zur Niere gelangen. Diese Definition des
Begriffes Reflux war anfangs keineswegs klar. Erst nach einigen
kontroversen Diskussionen [19] , [52] wurde der Begriff Reflux
in [62] klar definiert. Man versteht darunter also die negative Partikelverschiebung, während man das Auftreten negativer
Mittelgeschwindigkeiten als Rückströmung bezeichnet. In Bild 18

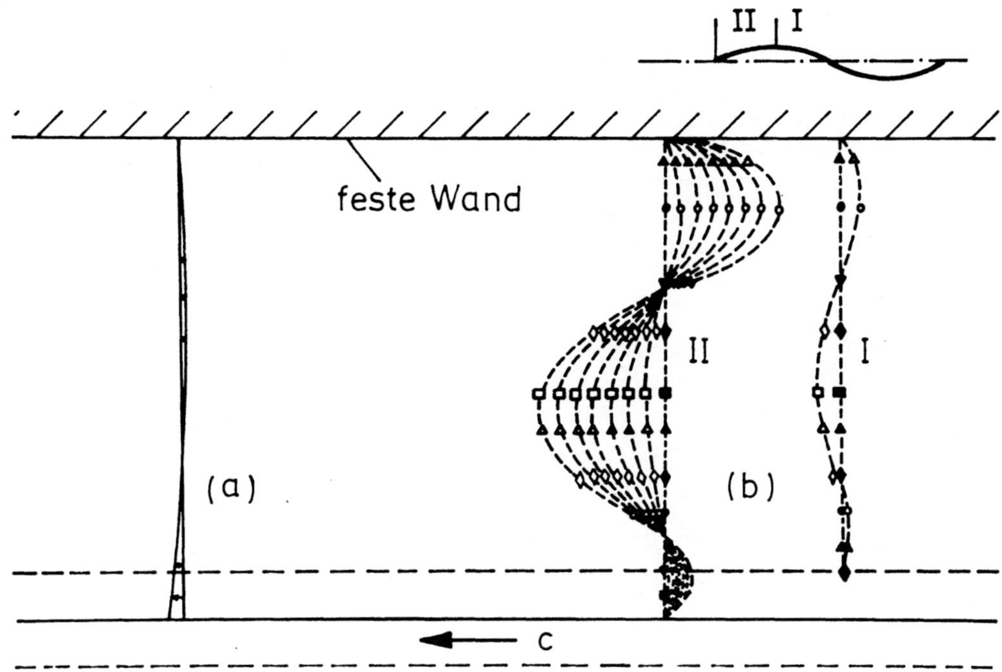

BILD 18: AXIALGESCHWINDIGKEITSPROFILE IM ZEITLICHEN
MITTEL (a) UND LONGITUDINALVERSCHIEBUNGEN
WÄHREND EINER PERIODE (b) [62]

sind das Axialgeschwindigkeitsprofil im zeitlichen Mittel (a)
und die Verteilung der Longitudinalverschiebungen während einer
Wellenperiode dargestellt (b) , wobei bei (b) der Horizontal-
maßstab um das Zweifache gestreckt worden ist [62] . Die folgenden
Kenngrößen lagen zu Grunde: Re = 0,6 , ε = 0,2 , δ = 0,57.

3.3.3 TRAPPING

Das Trapping- Phänomen tritt bei größeren Amplitudenverhältnissen
ε auf, insbesondere bei okkludiertem Kanal (ε = 1). Die über
eine Wellenlänge eingeschlossene Flüssigkeit muß sich zwangs-
läufig mit der Wellengeschwindigkeit c fortbewegen, wobei sich
dabei eine rotatorische Sekundärbewegung der eigentlichen Strömung
überlagert. Dieser Sachverhalt ist in Bild 19 dargestellt [56] .
Es sind die Strom- und Bahnlinien im Relativsystem bestimmt worden. Die punktierten Flächen geben die Farbstoffverteilung wieder.
Die Farbe wurde an den bezeichneten Stellen in Bild 19 eingespritzt.

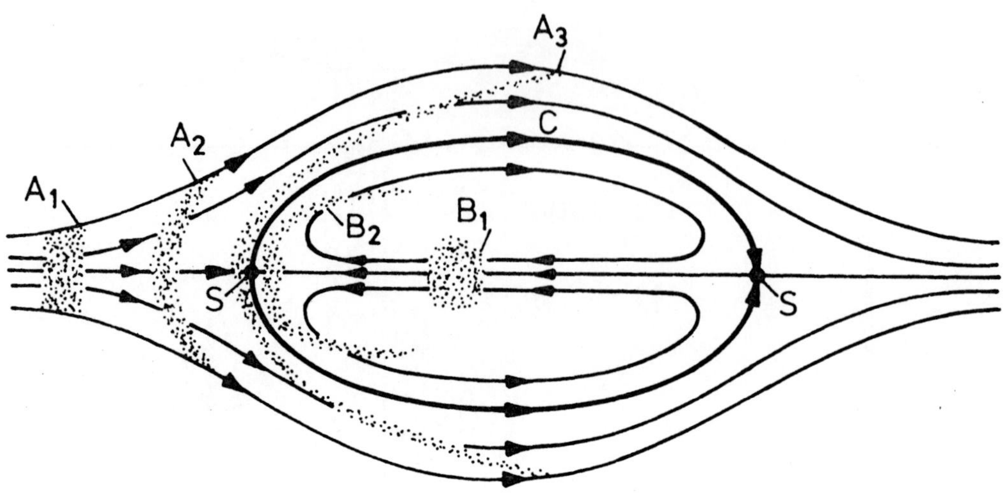

BILD 19: STROM- UND BAHNLINIEN IM RELATIVSYSTEM BEI TRAPPING [56]

Diese Bahnlinien wurden mit einer Kamera aufgenommen, die mit der Wellengeschwindigkeit c mitbewegt worden ist. Die durchgezogenen Linien geben die Ergebnisse der Theorie von [56] wieder. Man erkennt zwei entgegengesetzt rotierende Wirbel, die auch interessanterweise bei $\varepsilon < 1$ auftreten.

4. THEORETISCHE GRUNDLAGEN

Die strömungsmechanischen Grundgleichungen sollen hier nicht
hergeleitet werden. Vielmehr werden im folgenden Sonderfälle betrachtet und erläutert. Desweiteren sollen die Lösungsmethoden
kurz aufgezeigt werden, wobei auch hier auf die entsprechende
Literatur verwiesen werden muß. Auch bei der Herleitung der
Grundgleichungen sei auf die entsprechende Literatur hingewiesen, so zum Beispiel auf die Bücher von Lamb [23] und Wieghardt [60] .

4.1 GRUNDGLEICHUNGEN DER STRÖMUNGSMECHANIK

Es sollen hier nur die Beziehungen angegeben werden, die für
die theoretische Beschreibung einer peristaltischen Strömung
notwendig sind. Zunächst sei die Kontinuitätsgleichung angegeben [23] , [60] . Die Ableitung erfolgt aus dem Gesetz für die
Erhaltung der Masse. Über eine Bilanzbetrachtung kann dann die
Kontinuitätsgleichung (Gl.(5)) formuliert werden:

$$\frac{\partial \varrho}{\partial t} + \frac{\partial(\varrho \cdot u)}{\partial x} + \frac{\partial(\varrho \cdot v)}{\partial y} + \frac{\partial(\varrho \cdot w)}{\partial z} = 0 \tag{5}$$

Gl. (5) stellt die Kontinuitätsgleichung in kartesischen Koordinaten dar. Dabei sind u, v, w die Geschwindigkeitskomponenten in x, y und z – Richtung, während ϱ die Dichte des Fluides
und t die Zeit sein soll. Die Kontinuitätsgleichung in Zylin-
derkoordinatenschreibweise lautet:

$$\frac{\partial \varrho}{\partial t} + \frac{1}{r} \frac{\partial(\varrho r u)}{\partial r} + \frac{1}{r} \frac{\partial(\varrho v)}{\partial \varphi} + \frac{\partial(\varrho w)}{\partial z} = 0 \tag{6}$$

Hierbei sei φ der zu r zugehörige Winkel. u, v, w sind die Geschwindigkeitskomponenten in r, φ und z- Richtung. Für den Sonderfall einer inkompressiblen Flüssigkeit (ϱ = konst.) ver-
einfacht sich Gl. (5) zu

$$\frac{\partial u}{\partial x} + \frac{\partial v}{\partial y} + \frac{\partial w}{\partial z} = 0 \tag{7}$$

und Gl. (6) zu

$$\frac{1}{r}\,\frac{\partial(r\,u)}{\partial r}\;+\;\frac{1}{r}\,\frac{\partial v}{\partial \varphi}\;+\;\frac{\partial w}{\partial z}\;=\;0 \tag{8}$$

Bei den Bewegungsgleichungen soll nur der inkompressible Fall angegeben werden, da sonst die Gleichungen selbst zu umfangreich werden würden und insbesondere eine auch noch so kurze Erläuterung den Rahmen dises Buches sprengen würde. Die Navier-Stokesschen Gleichungen für eine inkompressible Flüssigkeit sind in Gl. (9) aufgeführt [23] , [60] .

$$\varrho\left(\frac{\partial u}{\partial t}+u\,\frac{\partial u}{\partial x}+v\,\frac{\partial u}{\partial y}+w\,\frac{\partial u}{\partial z}\right)=X-\frac{\partial p}{\partial x}+\mu\left(\frac{\partial^2 u}{\partial x^2}+\frac{\partial^2 u}{\partial y^2}+\frac{\partial^2 u}{\partial z^2}\right)$$

$$\varrho\left(\frac{\partial v}{\partial t}+u\,\frac{\partial v}{\partial x}+v\,\frac{\partial v}{\partial y}+w\,\frac{\partial v}{\partial z}\right)=Y-\frac{\partial p}{\partial y}+\mu\left(\frac{\partial^2 v}{\partial x^2}+\frac{\partial^2 v}{\partial y^2}+\frac{\partial^2 v}{\partial z^2}\right) \tag{9}$$

$$\varrho\left(\frac{\partial w}{\partial t}+u\,\frac{\partial w}{\partial x}+v\,\frac{\partial w}{\partial y}+w\,\frac{\partial w}{\partial z}\right)=Z-\frac{\partial p}{\partial z}+\mu\left(\frac{\partial^2 w}{\partial x^2}+\frac{\partial^2 w}{\partial y^2}+\frac{\partial^2 w}{\partial z^2}\right)$$

Diese Schreibweise der Bewegungsgleichungen in kartesischen Koordinaten soll durch die Formulierung in Zylinderkoordinaten ergänzt werden:

$$\varrho\left(\frac{\partial u}{\partial t}+u\,\frac{\partial u}{\partial r}+\frac{v}{r}\,\frac{\partial u}{\partial \varphi}-\frac{v^2}{r}+w\,\frac{\partial u}{\partial z}\right)=$$

$$=K_r-\frac{\partial p}{\partial r}+\mu\left(\frac{\partial^2 u}{\partial r^2}+\frac{1}{r}\,\frac{\partial u}{\partial r}-\frac{u}{r^2}+\frac{1}{r^2}\frac{\partial^2 u}{\partial \varphi^2}-\frac{2}{r^2}\,\frac{\partial v}{\partial \varphi}+\frac{\partial^2 u}{\partial z^2}\right)$$

$$\varrho\left(\frac{\partial v}{\partial t}+u\,\frac{\partial v}{\partial r}+\frac{v}{r}\,\frac{\partial v}{\partial \varphi}+\frac{uv}{r}+w\,\frac{\partial v}{\partial z}\right)= \tag{10}$$

$$=K_\varphi-\frac{1}{r}\,\frac{\partial p}{\partial \varphi}+\mu\left(\frac{\partial^2 v}{\partial r^2}+\frac{1}{r}\,\frac{\partial v}{\partial r}-\frac{v}{r^2}+\frac{1}{r^2}\frac{\partial^2 v}{\partial \varphi^2}+\frac{2}{r^2}\,\frac{\partial u}{\partial \varphi}+\frac{\partial^2 v}{\partial z^2}\right)$$

$$\varrho\left(\frac{\partial w}{\partial t}+u\,\frac{\partial w}{\partial r}+\frac{v}{r}\,\frac{\partial w}{\partial \varphi}+w\,\frac{\partial w}{\partial z}\right)=$$

$$=K_z-\frac{\partial p}{\partial z}+\mu\left(\frac{\partial^2 w}{\partial r^2}+\frac{1}{r}\,\frac{\partial w}{\partial r}+\frac{1}{r^2}\frac{\partial^2 w}{\partial \varphi^2}+\frac{\partial^2 w}{\partial z^2}\right)$$

Es muß noch darauf hingewiesen werden, daß im Gleichungssystem
(9) unter u, v, w die Geschwindigkeitskomponenten in x, y, z -
Richtung zu verstehen sind, während im Gleichungssystem (10)
die Geschwindigkeitskomponenten in r, φ und z- Richtung mit u,
v, und w bezeichnet worden sind. μ sei die dynamische Viskosität
und p der Druck in der Flüssigkeit. X, Y und Z sind die Massenkräfte pro Volumeneinheit im x, y, z - Koordinatensystem, K_r,
K_φ , K_z die spezifischen Massenkräfte im r, φ , z - Koordinatensystem. Man erkennt, daß mit der jeweiligen Kontinuitäts- und
den Bewegungsgleichungen hinreichend viele Beziehungen zur Bestimmung der Unbekannten u, v, w und p vorliegen. Da im wesentlichen die Temperatur bei dem angesprochenen Themenkreis
konstant bleibt, braucht die Energiegleichung nicht herangezogen zu werden. Es sei noch darauf hingewiesen, daß für den
stationären Fall die Ableitungen nach der Zeit aus den Bewegungsgleichungen (Gl.(9) und Gl.(10)) herausfallen.

4.1.1 DIE EBENE STRÖMUNG

Die Massenkräfte sollen im folgenden vernachlässigt werden. Für
die ebene inkompressible Strömung lauten die Kontinuitätsgleichung (Gl.(11)) und die Bewegungsgleichungen(Gl.(12)):

$$\frac{\partial v}{\partial y} + \frac{\partial w}{\partial z} = 0 \tag{11}$$

$$\varrho \left(\frac{\partial v}{\partial t} + v \frac{\partial v}{\partial y} + w \frac{\partial v}{\partial z} \right) = - \frac{\partial p}{\partial y} + \mu \left(\frac{\partial^2 v}{\partial y^2} + \frac{\partial^2 v}{\partial z^2} \right)$$

$$\varrho \left(\frac{\partial w}{\partial t} + v \frac{\partial w}{\partial y} + w \frac{\partial w}{\partial z} \right) = - \frac{\partial p}{\partial z} + \mu \left(\frac{\partial^2 w}{\partial y^2} + \frac{\partial^2 w}{\partial z^2} \right) \tag{12}$$

Hierbei zeige die z- Koordinate in Richtung der Kanalachse
und y senkrecht dazu(siehe Bild 1). Die Randbedingungen sollen
hier schon auf den Spezialfall einer peristaltischen Strömung
Bezug nehmen.

4.1.1.1 <u>WANDGLEICHUNGEN UND RANDBEDINGUNGEN</u>

Für den vorliegenden Fall der ebenen Strömung müssen zwei
Randbedingungen befriedigt werden. Der Wand werden durch die
angrenzende Muskulatur fortschreitende transversale Veschie-
bungswellen aufgezwungen. Die peristaltische Wandbewegung
läßt sich wie folgt beschreiben:

$$y_h = y_o + b \, \cos\left(\frac{2\pi}{\lambda} (z-ct) \right) \tag{13}$$

Die Bezeichnungen korrespondieren zu Bild 1, nur ist hier für
den vorliegenden ebenen Fall der Radius r durch die y- Koordinate zu ersetzen. Es sei angenommen, daß es sich hier zunächst
um zwei mitbewegte Wände handeln soll. y_o ist dann die halbe
Kanalhöhe für b = O. y_h beschreibe die Wandkontur. Unter den
oben aufgeführten Voraussetzungen müssen die folgenden Randbedingungen erfüllt werden:

$$v(y = \pm y_h) = \pm \frac{\partial y_h}{\partial t} = \mp \frac{b \cdot 2\pi}{\lambda} \, \sin\left(\frac{2\pi}{\lambda} (z-ct) \right) \tag{14}$$

$$w(y = \pm y_h) = 0 \tag{15}$$

Es sei noch darauf hingewiesen, daß bei nur einer bewegten
Wand die Randbedingungen anders formuliert werden müssen,
nämlich   (Koordinate z liege in der Mitte des Kanals):

$$v(y = y_o) = 0 \tag{16}$$

$$w(y = y_o) = 0 \tag{17}$$

$$v(y = -y_h) = + \frac{\partial y_h}{\partial t} = + \frac{b \cdot 2\pi \cdot c}{\lambda} \, \sin\left(\frac{2\pi}{\lambda} (z-ct) \right) \tag{18}$$

$$w(y = -y_h) = 0 \tag{19}$$

Die Gleichungen (16) und (17) repräsentieren die feste Wand.
Der bewegliche Rand wird durch die Gleichungen (18) und (19)
festgelegt.

4.1.2 DIE ROTATIONSSYMMETRISCHE STRÖMUNG

Auch hier sollen die Massenkräfte vernachlässigt werden. Im
folgenden sind die Kontinuitätsgleichung (Gl.(20)) und die Bewegungsgleichungen (Gl.(21)) für eine inkompressible Flüssigkeit aufgeführt:

$$\frac{\partial u}{\partial r} + \frac{u}{r} + \frac{\partial w}{\partial z} = 0 \tag{20}$$

$$\varrho \left(\frac{\partial u}{\partial t} + u \frac{\partial u}{\partial r} + w \frac{\partial u}{\partial z} \right) = - \frac{\partial p}{\partial r} + \mu \left(\frac{\partial^2 u}{\partial r^2} + \frac{1}{r} \frac{\partial u}{\partial r} - \frac{u}{r^2} + \frac{\partial^2 u}{\partial z^2} \right)$$

$$\tag{21}$$

$$\varrho \left(\frac{\partial w}{\partial t} + u \frac{\partial w}{\partial r} + w \frac{\partial w}{\partial z} \right) = - \frac{\partial p}{\partial z} + \mu \left(\frac{\partial^2 w}{\partial r^2} + \frac{1}{r} \frac{\partial w}{\partial r} + \frac{\partial^2 w}{\partial z^2} \right)$$

Die z- Achse zeige in Richtung der Kanalachse und r senkrecht
dazu (siehe Bild 1).

4.1.2.1 WANDGLEICHUNGEN UND RANDBEDINGUNGEN

Für den rotationssymmetrischen Fall läßt sich die Bewegung
der Wand wie folgt schreiben:

$$r_h = R + b \cos \left(\frac{2\pi}{\lambda} (z - ct) \right) \tag{22}$$

Die folgenden Randbedingungen müssen befriedigt werden:

$$u(r = r_h) = \frac{\partial r_h}{\partial t} = + \frac{b \cdot 2\pi \cdot c}{\lambda} \sin \left(\frac{2\pi}{\lambda} (z - ct) \right) \tag{23}$$

$$w(r = r_h) = 0 \tag{24}$$

4.1.3 <u>DIE EINDIMENSIONALE STRÖMUNG</u>

Zur Beschreibung der eindimensionalen Strömung erhält man eine
abgewandelte Kontinuitätsgleichung (Gl.(25)), in der der von Ort
und Zeit abhängige Querschnitt A noch mit zu berücksichtigen ist.
Die eindimensionale Betrachtungsweise ist auch unter dem Namen
Stromfadentheorie bekannt. Die Kontinuitätsgleichung lautet [41]:

$$\frac{\partial A}{\partial t} + w \frac{\partial A}{\partial z} + A \frac{\partial w}{\partial z} = 0 \tag{25}$$

Die Bewegungsgleichung ist wie folgt definiert:

$$g \left(\frac{\partial w}{\partial t} + w \frac{\partial w}{\partial z} \right) = - \frac{\partial p}{\partial z} + \mu \frac{\partial^2 w}{\partial z^2} \tag{25a}$$

Die peristaltische Wandbewegung wird durch den von Ort und Zeit
abhängigen Querschnitt A(z,t) ausgedrückt:

$$A = A_0 + A_A \cdot \cos \left(\frac{2\pi}{\lambda} (z - c t) \right) \tag{26}$$

Man erkennt, daß bei der eindimensionalen Betrachtungsweise die
Randbedingung an einer festen Wand(Haftbedingung) nicht erfüllt
werden kann. Allerdings lassen sich die elastischen Eigenschaften
der Gefäßwände relativ leicht mit in die Rechnungen einbeziehen
[41] , [42] , [43] , [53] .

4.2 <u>VEREINFACHUNGEN UND LÖSUNGSMETHODEN</u>

Der große Nachteil der strömungsmechanischen Grundgleichungen
besteht darin, daß sie nichtlinearen Charakter besitzen. Will man
diese Nichtlinearitäten beibehalten, so ist man in den meisten Fällen auf numerische Lösungsmethoden angewiesen. Andererseits können die Grundgleichungen auf Grund eines Ver-
gleiches der Größenordnungen der verschiedenen Terme in den Gleichungen, als da sind: instationäre und konvektive Beschleunigungsglieder sowie Reibungsterme, in sehr vielen Fällen verein-

facht werden. Die Vernachlässigung der nichtlinearen konvektiven Beschleunigungsterme bringt in sehr vielen Fällen eine erhebliche Vereinfachung bei der Lösung des Gleichungssystemes.

4.2.1 DIE SCHLEICHENDE STRÖMUNG

Unter der schleichenden Strömung versteht man eine trägheitsfreie Bewegung. Hier sind die nichtlinearen konvektiven Beschleunigungsterme vernachlässigt worden. Die Reynoldszahl ist dann $Re \ll 1$. Die Flüssigkeit strömt also langsam durch die Gefäße. Die Annahme sehr kleiner Reynoldszahlen ist im Hinblick auf peristaltische Strömungen in der Physiologie durchaus realistisch. In den folgenden Beziehungen erkennt man sofort, daß neben den konvektiven auch noch die instationären Beschleunigungsglieder auf Grund einer Größenordnungsabschätzung vernachlässigt worden sind. Es sind hier nur die Bewegungsgleichungen für die schleichende Strömung für den ebenen Fall [23] , [60] ,

$$\frac{\partial p}{\partial y} = \mu \left(\frac{\partial^2 v}{\partial y^2} + \frac{\partial^2 v}{\partial z^2} \right)$$

$$\frac{\partial p}{\partial z} = \mu \left(\frac{\partial^2 w}{\partial y^2} + \frac{\partial^2 w}{\partial z^2} \right) \tag{27}$$

und für den rotationssymmetrischen Sonderfall angegeben:

$$\frac{\partial p}{\partial r} = \mu \left(\frac{\partial^2 u}{\partial r^2} + \frac{1}{r} \frac{\partial u}{\partial r} - \frac{u}{r^2} + \frac{\partial^2 u}{\partial z^2} \right)$$

$$\frac{\partial p}{\partial z} = \mu \left(\frac{\partial^2 w}{\partial r^2} + \frac{1}{r} \frac{\partial w}{\partial r} + \frac{\partial^2 w}{\partial z^2} \right) \tag{28}$$

4.2.2 DIE LANGWELLIGE BEWEGUNG

Für den Spezialfall der langwelligen Bewegung lassen sich die Bewegungsgleichungen erheblich vereinfachen. Bemerkenswerterweise

fällt jeweils die erste Bewegungsgleichung vollständig heraus,
da sämtliche Terme gegenüber dem Druckglied vernachlässigbar
sind. Insofern kann der Druck p näherungsweise nur noch als
Funktion der Axialkoordinate z angesehen werden. Die Bewegungsgleichung ist im folgenden für den ebenen (Gl.(29)) und
für den rotationssymmetrischen Fall (Gl.(30)) angegeben.

$$\varrho \left(\frac{\partial w}{\partial t} + v \frac{\partial w}{\partial y} + w \frac{\partial w}{\partial z} \right) = - \frac{\partial p}{\partial z} + \mu \frac{\partial^2 w}{\partial y^2} \tag{29}$$

$$\varrho \left(\frac{\partial w}{\partial t} + u \frac{\partial w}{\partial r} + w \frac{\partial w}{\partial z} \right) = - \frac{\partial p}{\partial z} + \mu \left(\frac{\partial^2 w}{\partial r^2} + \frac{1}{r} \frac{\partial w}{\partial r} \right) \tag{30}$$

4.2.3 LÖSUNGSMETHODEN

Neben der analytischen Integration ist die Methode der Störungsrechnung ein geeignetes Lösungsverfahren [37] . Die Idee der
Störungsrechnung besteht in der Annahme, daß sich die Lösungs-
funktion als unendliche Reihe darstellen läßt, deren Glieder
die Potenzen der Störungsgröße als Koeffizienten erhalten. Die
Lösung wird in der Regel durch die ersten drei Terme einer
Reihe repräsentiert. In der Peristaltik finden ausschließlich
 kleine Parameter, wie Amplitudenverhältnis, Wellenordnung,
Strouhalzahl und Reynoldszahl als Störgrößen Verwendung. Der Lö-
sungsgang sei hier nur kurz skizziert. Gesucht sei eine Funktion

$$U = U(\vec{r}, \varepsilon) \tag{31}$$

Sie sei neben der unabhängigen Variablen $\vec{r}$ nur noch von einem
kleinen Parameter (Störungsgröße) ε abhängig. Desweiteren werde das allgemeine Problem durch eine Differentialgleichung

$$D\left\{ U(\vec{r}, \varepsilon) \, , \, \vec{r}(\varepsilon) \, , \, \varepsilon \right\} = 0 \tag{32}$$

und die Randbedingung

$$\vec{R} \left\{ U(\vec{r},\varepsilon), \varepsilon \right\} = \vec{0} \qquad (33)$$

beschrieben. Für die Lösung $U(\vec{r},\varepsilon)$ wird nun der folgende Ansatz gemacht:

$$U(\vec{r},\varepsilon) = U_0(\vec{r}) + \varepsilon\, U_1(\vec{r}) + \varepsilon^2 U_2(\vec{r}) + \ldots \qquad (34)$$

In Gl.(34) wird angenommen, daß für $\varepsilon \ll 1$ höhere Potenzen von ε vernachlässigbar sind. Somit stellt Gl.(34) eine Näherungslösung dar. Dieser Ansatz wird nun sowohl in die Differentialgleichung (Gl.(32)) als auch in die Randbedingung(Gl.(33)) eingesetzt. Die erhaltenen Gleichungen werden nach Potenzen von ε geordnet, und durch einen Koeffizientenvergleich erhält man dann Gleichungen für die Unbekannten U_k. Diese Beziehungen lassen sich dann sukzessiv lösen. Die Lösung durch Potenzreihen sind praktisch ein Sonderfall der Störungsrechnung.

Die numerischen Lösungsmethoden sind sehr vielfältig. Das wohl bekannteste Verfahren zur Lösung gewöhnlicher Differentialglei- hungen ist die Methode nach Runge- Kutta [66] . Im Prinzip hat man es hier mit einem Differenzenverfahren zu tun, d. h. die Differentialgleichung wird näherungsweise mit Hilfe des Rech- ners gelöst. Eine ausführliche Beschreibung der Verfahren fin- det man beispielsweise in dem Buch von Zurmühl [66] . Die Me- thode nach Runge- Kutta- Fehlberg gestattet es, Differential- gleichungssysteme höherer Ordnung numerisch zu lösen. Dabei wird das System auf Differentialgleichungen 1. Ordnung reduziert, die dann gelöst werden. Ein weiteres Verfahren für den wichtigen Sonderfall der gewöhnlichen Differentialgleichung 2. Ord- nung stellt die Methode nach Runge- Kutta- Nyström dar. Hier kann durch eine automatische Schrittweitenkontrolle die Genau- igkeit nahezu konstant gehalten werden. Insbesondere eignet sich dieses Verfahren für stark nichtlineare Lösungsfunktionen.

Die numerische Lösung nichtlinearer partieller Differential-
gleichungssysteme ist in den meisten Fällen nicht mehr ohne
etwas größeren Aufwand bezüglich der Mathematik und der Nume-
rik zu bewerkstelligen. Zunächst ist von entscheidender Bedeutung, ob das partielle Differentialgleichungssystem vom ellip-
tischen, parabolischen oder hyperbolischen Typ ist. Grundsätzlich stehen zwei verschiedene Verfahren zur Verfügung:

    1. Differenzenverfahren oder Charakteristikenverfahren,
    2. Methode der Finiten Elemente,

wobei die Konvergenzfrage bei der Anwendung der Methode der
Finiten Elemente auf ein hyperbolisches System noch nicht ganz
geklärt zu sein scheint.

Bei den Differenzen- und Charakteristikenverfahren muß auf die
einschlägige Literatur verwiesen werden [29] , [36] , [45] ,
 [63] . Für den Fall eines hyperbolischen Gleichungssystems,wie
es bei der Beschreibung einer peristaltischen Strömung häufig
anzutreffen ist, sollen einige Verfahren kurz erwähnt werden.
Es stehen zur Lösung hyperbolischer Differentialgleichungssyste-
me eine große Anzahl von Differenzenschemata, sowohl explizi-
te als auch implizite Verfahren, zur Verfügung. Charakteristisch
für jedes Differenzenverfahren ist die Tatsache, daß man sich
mit einer angenäherten Bestimmung der Unbekannten für diskrete
Werte der Koordinaten begnügt. Diese Rechenpunkte bilden sehr
oft ein räumliches Quader- Gitternetz. Dabei werden die in den
Grundgleichungen vorkommenden Differentialquotienten durch ver-
schiedenartige Differenzenquotienten ersetzt. Die Struktur dieser Rechensterne ist ein Kennzeichen der verschiedenen Differenzenschemata. Grundsätzlich ist eine finite Differenzenappro-
ximation nur dann erlaubt, wenn die Kriterien der Konvergenz und
Stabilität erfüllt sind [41] , [45] . Für die Lösung hyperbolischer Systeme haben sich besonders die Verfahren nach Lax, Lax-
Wendroff und die Methode nach Mac- Cormack [29] bewährt. Eine
ausführliche Darstellung der Methoden findet man zum Beispiel
in [41] , [36] , [45] , [63] .

Seit etwa zehn Jahren wird die Methode der Finiten Elemente
auch in der Strömungsmechanik zur Lösung partieller Differenti-

algleichungen angewandt. Der wesentliche Grundgedanke dieses Verfahrens besteht darin, das Kontinuum in einzelne endliche Teile zu zerlegen, die in den sogenannten Knotenpunkten zusammenhängen. Die Veränderlichen des vorliegenden Problems werden dann durch ihre Werte in den Knotenpunkten dargestellt. Es werden also stetige Funktionen durch ein System von endlich vielen Knotenpunktparametern ersetzt. In [32] und [55] wurde beispielsweise eine peristaltische Strömung mit Hilfe der Methode der finiten Elemente berechnet. In [55] findet man eine ausführliche Literaturzusammenstellung zu der Methode der Finiten Elemente.

5. <u>MATHEMATISCHE MODELLE ZUR PERISTALTIK UND DEREN RESULTATE</u>

Es fällt auf, daß sich im Gegensatz zu den experimentellen Untersuchungen, sehr viele Autoren mit theoretischen Betrachtungen einer peristaltischen Strömung beschäftigt haben. Der Grund dafür liegt wohl in den konstruktiven Schwierigkeiten, einen peristaltischen Strömungskanal anzufertigen und entsprechende Meßgrößen zu erfassen. Im weiteren sollen nur theoretische Arbeiten betrachtet werden, in denen eine ebene, rotationssymmetrische oder eindimensionale Strömung vorausgesetzt worden ist.

5.1 <u>ÜBERSICHT ÜBER DIE THEORETISCHEN MODELLE IN DER LITERATUR</u>

Es gibt etwa gleich viele Modelle über die ebene- und rotationssymmetrische Strömung. Einige eindimensionalen Betrachtungsweisen berücksichtigen zusätzlich die elastischen Eigenschaften der

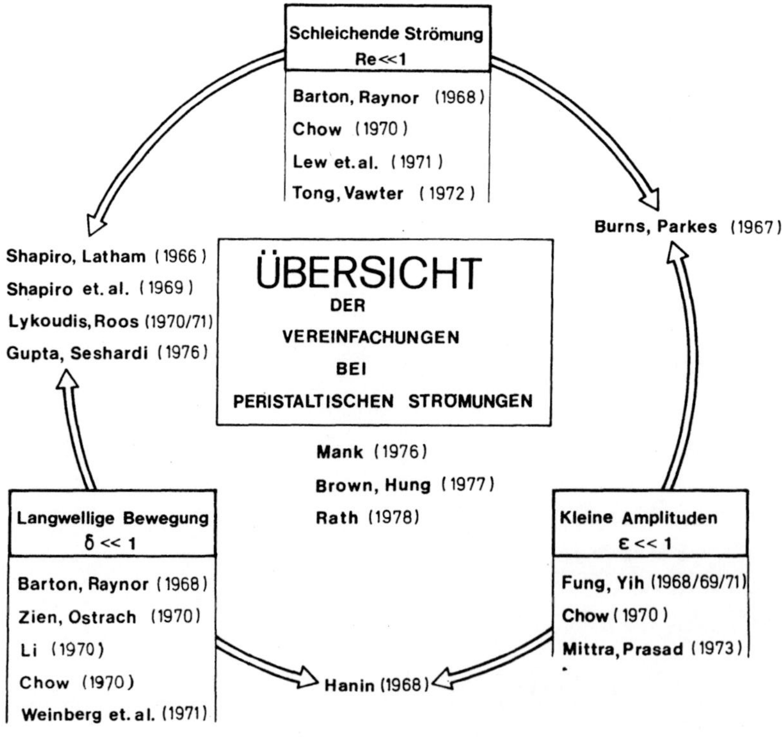

<u>BILD 20</u>: ÜBERSICHT ÜBER DIE MATHEMATISCHEN MODELLE

Gefäßwandungen. Bei den Lösungsverfahren überwiegt die Anwendung der Störungsrechnung. Die schleichende Strömung (Re << 1), die langwellige Bewegung (δ << 1) und die Peristaltik kleiner Amplituden (ε <<1) werden nicht nur getrennt betrachtet, sondern verschiedene Autoren verknüpfen durchaus zwei der oben erwähnten Sonderfälle miteinander. Das Bild 20 vermittelt eine Übersicht über die Veröffentlichungen, die diesen drei Hauptgruppen zuzuordnen sind oder die zwei der drei Vereinfachungen angewandt haben. In der unteren Mitte der kreisförmigen Übersicht sind die Arbeiten aufgeführt, die keinen der drei Spezialfälle vorausgesetzt haben. Die elastischen Eigenschaften wurden bisher nur in [35] und [44] mit in die Berechnungen einbezogen. Zunehmend setzt sich jedoch die Erkenntnis durch, daß der Einfluß der elastischen Wände nicht mehr zu vernachlässigen ist. Im folgenden sollen nur wenige theoretische Modelle ausführlich beschrieben werden, da in den anderen Fällen auf die aufgeführte Literatur verwiesen werden kann.

5.2 DARSTELLUNG EINIGER MATHEMATISCHEN MODELLE UND DEREN ERGEBNISSE

5.2.1 THEORETISCHES MODELL DES HARNLEITERS

Von den zahlreichen Modellen, die Bezug zum Harnleiter nehmen, sei die Veröffentlichung von Lykoudis und Roos [28] herausgegriffen, da hier auch die Ausbreitung nichtsinusförmiger Wellen untersucht worden ist. In [28] wurde eine rotationssymmetrische Strömung, Re<<1 und δ<<1 vorausgesetzt. Man erhält die Kontinuitätsgleichung (Gl.(35)) und die beiden Bewegungsgleichungen (Gl.(36) und Gl.(37)):

$$\frac{\partial u}{\partial r} + \frac{u}{r} + \frac{\partial w}{\partial z} = 0 \tag{35}$$

$$\frac{\partial p}{\partial r} = 0 \tag{36}$$

$$\frac{\partial p}{\partial z} = \frac{\mu}{r} \frac{\partial}{\partial r} \left(r \frac{\partial w}{\partial r} \right) \tag{37}$$

Man erkennt im Vergleich mit den Gleichungen (27), (29) und
(30), daß es sich hier um eine schleichende, langwellige Bewegun
handelt. Diese Voraussetzungen sind für den Ureter durchaus
realistisch. Im mitbewegten Koordinatensystem sind die folgenden Randbedingungen gültig[28]:

$$w\,(\,r=h\,)\;=\,-c \tag{38}$$

$$\left.\frac{\partial w}{\partial r}\right|_{r=0}\;=\,0 \tag{39}$$

$$u\,(\,r=0\,)\quad=\,0 \tag{40}$$

Da der Druck nur eine Funktion von z ist, kann Gl.(37) sofort
integriert werden:

$$w\;=\,-c-\frac{1}{4\mu}\;\frac{dp}{dz}\quad(\,h^2-r^2\,) \tag{41}$$

Der Volumenstrom wird durch die folgende Gleichung definiert:

$$q\;=\,2\,\pi\int_0^h\,w\,r\,dr \tag{42}$$

Mit Gl.(8) läßt sich die folgende Beziehung aufstellen:

$$\frac{dp}{dz}\;=\,-\frac{8\mu}{\pi h^4}\;(\,q+\pi\cdot c\cdot h^2\,) \tag{43}$$

Der Druckgradient über eine Wellenlänge berechnet sich dann zu:

$$\Delta p_\lambda\;=\,p_\lambda-p_0\;=\,\int_0^\lambda\frac{dp}{dz}\,dz \tag{44}$$

Für den Volumenstrom q erhält man:

$$q = - \pi \cdot c \cdot \frac{\int_{0}^{\lambda} h^{-2}\, dz}{\int_{0}^{\lambda} h^{-4}\, dz} \qquad (45)$$

In Bild 21 sind die numerisch erhaltenen Ergebnisse als theoretisches Urometrogramm dargestellt. (a) zeigt etwa maßstabsgetreu die Form des Harnleiters in einer Momentaufnahme. In der Mitte (b) sind diese Abmessungen in radialer Richtung gestreckt worden. Im unteren Bildteil (c) sind die erhaltenen Druckpulse zu sehen. In die rechte untere Kurve sind gestrichelt und strichpunktiert die experimentellen Ergebnisse nach Kiil [22] eingetragen worden. Es ist weitgehende Übereinstimmung zu ver-

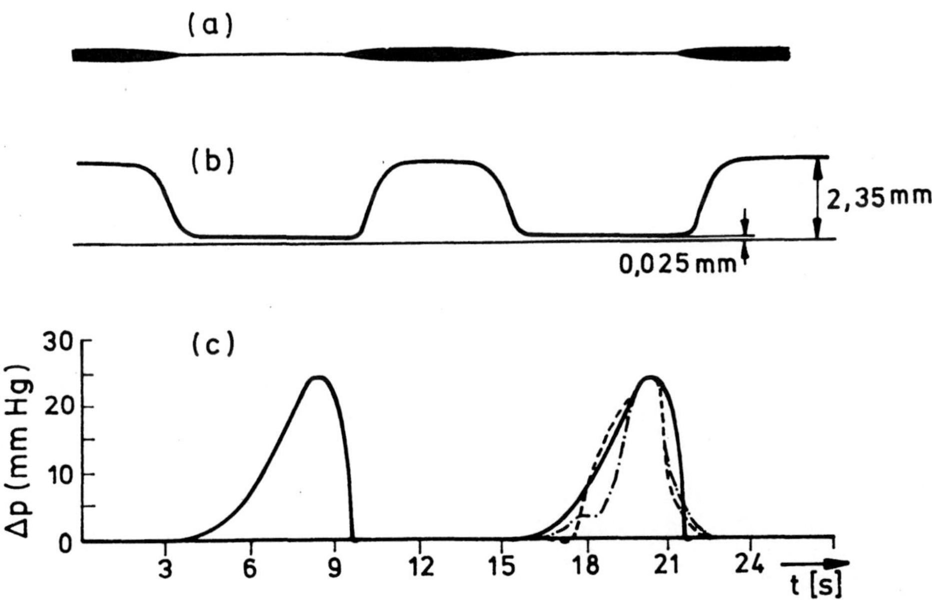

__BILD 21__: THEORETISCHES UROMETROGRAMM BEI NICHTSINUS-
FÖRMIGER WELLE [28]

zeichnen. Ein weiteres theoretisches Urometrogramm bei sinusförmiger Erregung ist in Bild 22 zu sehen. Das Sinusprofil wurde gemäß den physiologischen Daten des Harnleiters gewählt.

Aus den Bildern 21 und 22 kann geschlossen werden, daß im
Harnleiter keine sinusförmige Welle durch die Wand läuft, und
daß in der Peristaltik die Kontraktionsphase die wichtigere ist.
In diesem Zusammenhang sei noch auf die Bilder 8 und 9 verwiesen.

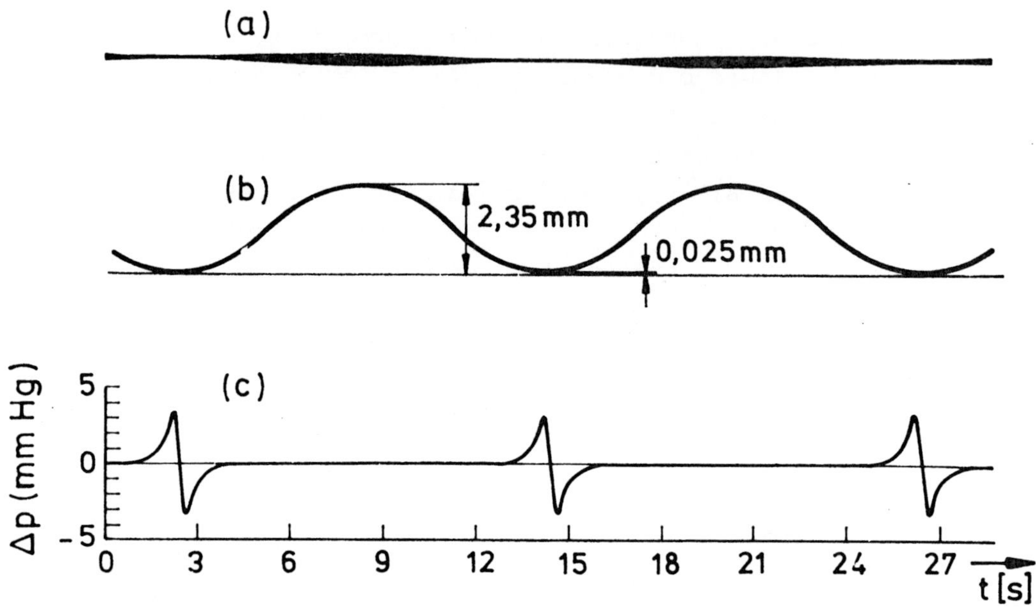

BILD 22: THEORETISCHES UROMETROGRAMM BEI SINUSFÖR-
MIGER WELLE (58)

5.2.2 THEORETISCHES MODELL DES DÜNNDARMES

Lew, Fung und Löwenstein [25] setzten für ihr Modell eine schleichende, rotationssymmetrische Strömung voraus. Der Inhalt des
Dünndarmes wurde als Newtonsches Fluid angenommen, obwohl in
Wirklichkeit ein visko- plastisches Stoffgesetz angesetzt werden
müßte. Dieses würde jedoch den mathematischen Aufwand sehr stark
ansteigen lassen. Lew et. al. untersuchten die Ausbreitung sehr
scharfkantiger Wellen. In Bild 23 ist die Geometrie und das System
in mitbewegten Koordinaten dargestellt [25] . Ausgehend von den
in Kapitel 4.2.1 angegebenen Gleichungen für die rotationssymmetrische, schleichende Strömung werden folgende Randbedin-

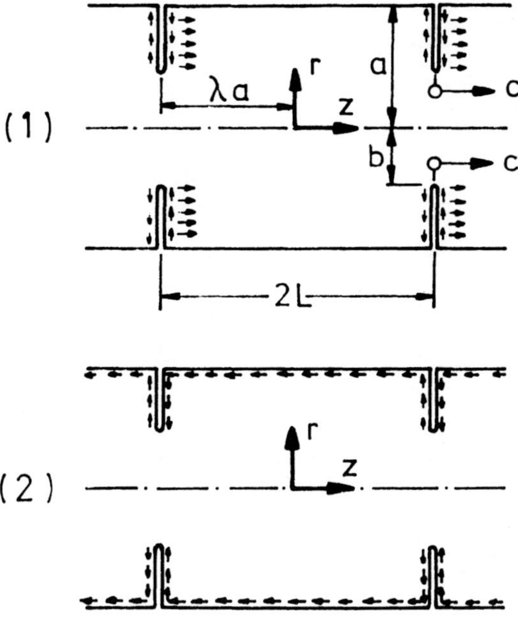

BILD 23: GEOMETRISCHE BEZIEHUNGEN (1) UND SYSTEM
IN MITBEWEGTEN KOORDINATEN (2) [25]

gungen definiert. Die Bezeichnungen korrespondieren zu Bild 23.

$$u(z, r=a) = 0 \qquad \text{für} \qquad 0 \leq z \leq L$$

$$w(z, r=a) = 0 \qquad \text{für} \qquad 0 \leq z \leq L$$

$$u(z=L, r) = c \qquad \text{für} \qquad b \leq r \leq a \tag{46}$$

$$w(z=L, r) = c \qquad \text{für} \qquad b \leq r \leq a$$

Die folgenden Symmetriebedingungen folgen aus der Lage des
Koordinatensystems:

$$u(z, r) = u(-z, r)$$

$$w(z, r) = -w(-x, r) \tag{47}$$

u und w sind die Geschwindigkeitskomponenten in z - und r-Richtung. Die Wellengeschwindigkeit ist auch hier mit c bezeichnet worden. Durch Einführen einer Funktion f(z,r), die die Kontinuitätsgleichung identisch erfüllt, erhält man die folgenden Beziehungen für u, w und p :

$$\frac{u}{c} = \sum_{n=1}^{\infty} \left\{ \left[A_n \cos h \left(k_n \frac{z}{a} \right) + B_n k_n \frac{z}{a} \sin h \left(k_n \frac{z}{a} \right) \right] \cdot \right.$$

$$\cdot \alpha_n J_0 \left(k_n \frac{r}{a} \right) - C_{no} \left(2 \frac{r^2}{a^2} - 1 \right) - C_{no} \left(2 \frac{r^2}{a^2} - 1 \right) - \tag{48}$$

$$- \sum_{m=1}^{\infty} C_{nm} \cos \left(\frac{m\pi}{\lambda} \cdot \frac{z}{a} \right) \left[\beta_m I_0 \left(\frac{m\pi}{\lambda} \cdot \frac{r}{a} \right) + \gamma_m \left(2 I_0 \left(\frac{m\pi}{\lambda} \cdot \frac{r}{a} \right) + \right. \right.$$

$$\left. \left. + \frac{m\pi}{\lambda} \cdot \frac{r}{a} \cdot I_1 \left(\frac{m\pi}{\lambda} \cdot \frac{r}{a} \right) \right) \right] \right\}$$

$$\frac{w}{c} = - \sum_{n=1}^{\infty} \left\{ \left[\left(A_n + B_n \right) \sin h \left(k_n \frac{z}{a} \right) + B_n k_n \frac{z}{a} \cos h \left(k_n \frac{z}{a} \right) \right] \alpha_n J_1 \cdot \right.$$

$$\cdot \left(k_n \frac{r}{a} \right) + \sum_{m=1}^{\infty} C_{nm} \sin \left(\frac{m\pi}{\lambda} \cdot \frac{z}{a} \right) \left[\beta_m I_1 \left(\frac{m\pi}{\lambda} \cdot \frac{z}{a} \right) + \right. \tag{49}$$

$$\left. \left. + \gamma_m \cdot \frac{m\pi}{\lambda} \cdot \frac{r}{a} \cdot I_0 \left(\frac{m\pi}{\lambda} \cdot \frac{r}{a} \right) \right] \right\}$$

$$\frac{p}{\mu \left(\frac{c}{a} \right)} = 2 \sum_{n=1}^{\infty} \left\{ B_n k_n \sin h \left(k_n \frac{z}{a} \right) \alpha_n J_0 \left(k_n \cdot \frac{r}{a} \right) - \right.$$

$$- 4 C_{no} \frac{z}{a} - \sum_{m=1}^{\infty} C_{nm} \cdot \frac{m\pi}{\lambda} \sin \left(\frac{m\pi}{\lambda} \frac{z}{a} \right) \cdot \gamma_m I_0 \left(\frac{m\pi}{\lambda} \frac{r}{a} \right) \right\} \tag{50}$$

Die Geschwindigkeiten und der Druck sind entsprechend normiert worden. Hierbei sind A_n, B_n, C_{nm}, α_n, β_m, γ_m, k_n die jeweiligen Konstanten, während J_i und I_i Besselfunktionen i- ter Ordnung und modifizierte Besselfunktionen i- ter Ordnung der

ersten Art sind. Bei der Bestimmung der obigen Konstanten muß
auf [25] verwiesen werden. Die Ergebnisse der Lösung für eine
endliche Anzahl von Gliedern sind in Bild 24 und 25 zu sehen.
Während in Bild 24 die normierten Geschwindigkeitsprofile
für verschiedene Orte bei einem Amplitudenverhältnis von $\varepsilon = 0,5$
für die Peristaltik ohne äußeren Druckgradienten dargestellt sind,
findet man in Bild 25 Geschwindigkeitsprofile, über der Kanalachse aufgetragen, für den Sonderfall der Nullförderung (Volumenstrom = O) bei einem Amplitudenverhältnis von $\varepsilon = 0,5$. Der Fall
der reinen Kompression (Bild 25) ist ein Beispiel für die gute
Vermischung des Darminhaltes bei Nullförderung. In Bild 24
sind die Geschwindigkeitsprofile erheblich flacher als in Bild 25.
Dieses deutet auf einen gleichmäßigen Transport beim Fehlen eines

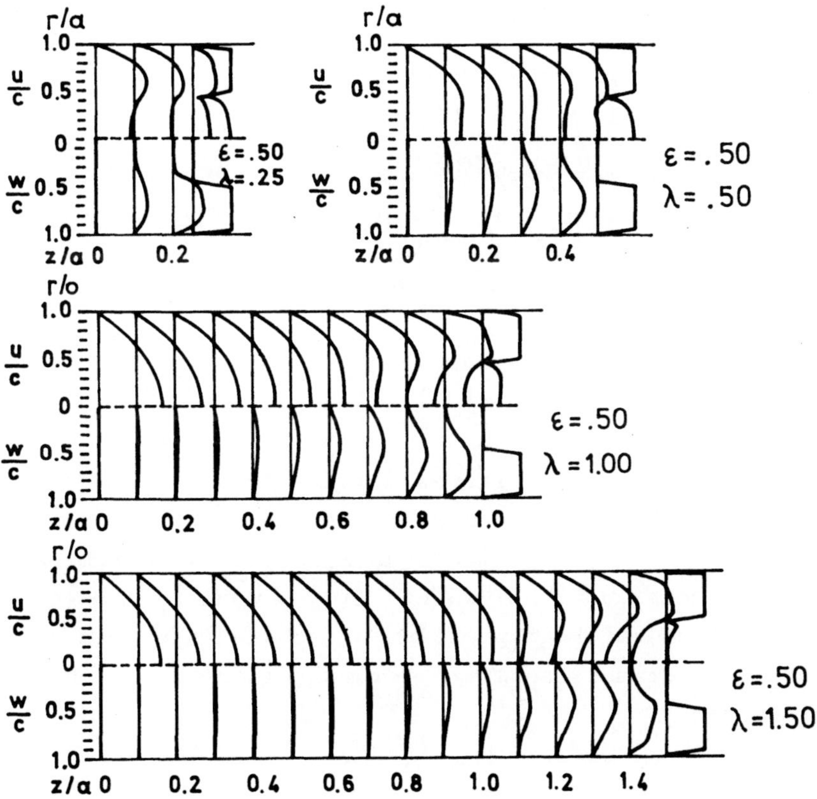

BILD 24: GESCHWINDIGKEITSPROFILE ÜBER DER KANAL-
ACHSE OHNE ÄUSSEREN DRUCKGRADIENTEN   (25)

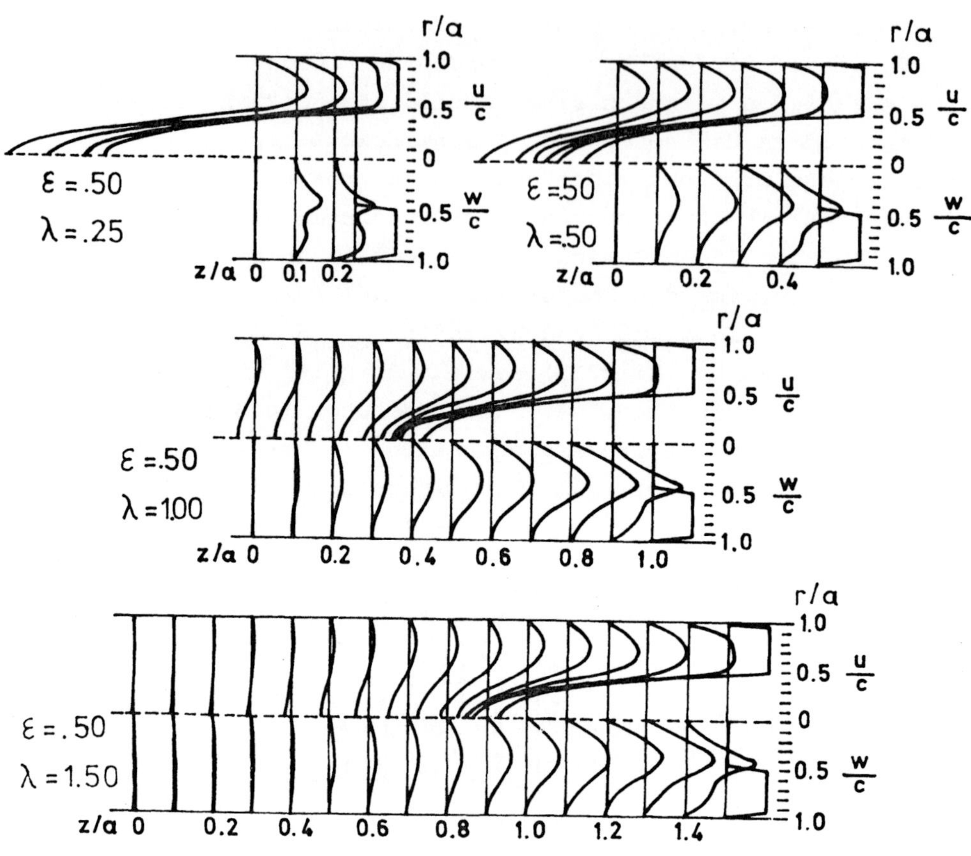

BILD 25: GESCHWINDIGKEITSPROFILE ÜBER DER KANALACHSE
BEI NULLFÖRDERUNG [25]

äußeren Druckgradienten hin. Insgesamt sind jedoch insofern
Zweifel an den Ergebnissen angebracht, als gefragt werden muß,
ob die Voraussetzung eines Newtonschen Fluides die Ergebnisse
nicht zu stark beeinflußt. Allerdings liegen wohl kaum Meßer-
gebnisse der Geschwindigkeitsprofile vor, so daß ein Vergleich
der theoretischen Ergebnisse mit experimentellen Untersuchungen noch aussteht.

5.2.3 THEORETISCHES MODELL DES SAMENLEITERS

Die Wellenausbreitung im Samenleiter wurde von Guha et. al.
[14] und Gupta et. al. [15] theoretisch untersucht. Es wird in
[15]eine ebene und für den 2. Fall auch eine rotationssymmetrische Strömung vorausgesetzt, wobei die Kanalkontur im Mittel
eine konische Form aufweist (Bild 26). v und w sind die Geschwindigkeitskomponenten in y und z- Richtung. Die Amplitude der peristaltischen Welle ist mit b, die Wellenlänge mit
λ bezeichnet worden. Der Querschnitt des Kanales nimmt zu-

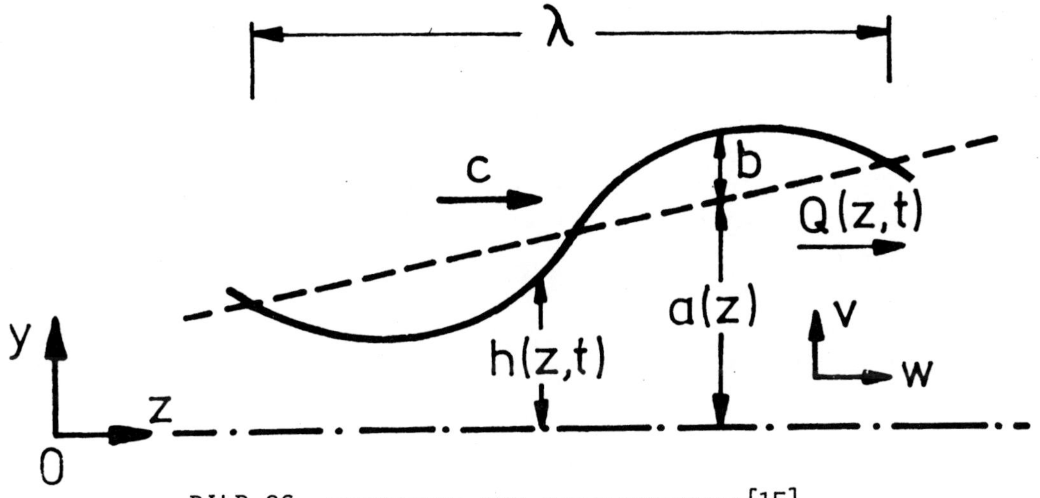

BILD 26: GEOMETRIE DER KANALSTRUKTUR[15]

nächst linear zu. Dieser Sachverhalt wird durch die Funktion
a(z) beschrieben [15]:

$$a(z) = a_0 + k \cdot z \tag{51}$$

Unter a_0 ist die halbe Höhe am Kanalanfang zu verstehen. Die
Konstante k repräsentiert die Steigung der Kanalkontur. Die Wandbewegung wird dann durch die folgende Beziehung ausgedrückt:

$$h(z,t) = a_0 + k \cdot z + b \cdot \sin \left(\frac{2\pi}{\lambda} (z - ct) \right) \tag{52}$$

Für die rotationssymmetrische Strömung, die auch in [15] berechnet wurde, ist a_o durch r_o zu ersetzen. Im folgenden soll jedoch nur der ebene Fall hergeleitet werden, da für den rotationssymmetrischen Fall analoge Beziehungen gültig sind. Als Bewegungsgleichung erhält man:

$$\frac{d\,p}{dz} = \mu\,\frac{\partial^2 w}{\partial y^2} \quad , \tag{53}$$

mit den Randbedingungen

$$\left.\frac{\partial w}{\partial y}\right|_{y=0} = 0 \tag{54}$$

$$w\,(y=h\,) = 0 \tag{55}$$

μ sei die dynamische Viskosität der Flüssigkeit. Die Geschwindigkeitsverteilung wird durch Gl.(56), der Volumenstrom durch Gl.(57) wiedergegeben.

$$w\,(z,y,t\,) = -\frac{1}{2\mu}\,\frac{d\,p}{dz}\,\left[h^2 - y^2\right] \tag{56}$$

$$Q\,(z,t) = \int_0^h w\,dy = -\frac{h^3}{3\,\mu}\,\frac{d\,p}{dz} \tag{57}$$

Damit erhält man für den normierten Druckunterschied über der Länge L:

$$\frac{a_o^2}{\mu\cdot c\cdot\lambda}\,\Delta p_L\,(t) = -3 \int_o^{L/\lambda} \frac{\left[\dfrac{Q\,(z,t)}{a_o\,c}\right]\,d\,\left(\dfrac{z}{\lambda}\right)}{\left[1+\dfrac{k\cdot z}{a_o} + \varepsilon\,\sin\left(\dfrac{2\,\pi}{\lambda}\,(z-ct\,)\right)\right]} \tag{58}$$

Wenn die Funktion Q(z,t) bekannt ist, kann das Integral gebildet werden. Der Volumenstrom Q genüge der folgenden Beziehung:

$$\frac{Q\,(z,t\,)}{a_o\cdot c} = \frac{\overline{Q}}{a_o\,c} + \varepsilon\,\sin\left(\frac{2\,\pi}{\lambda}\,(z-ct\,)\right) \quad . \tag{59}$$

Hierbei sei $\bar{Q}$ der zeitlich gemittelte Volumenstrom über
eine Periode. ε ist das Amplitudenverhältnis.
Der normierte Druckunterschied ist in Bild 27 für ein Amplitudenverhältnis von $\varepsilon = 0,8$ über der Kanallänge dargestellt. Folgende Werte lagen den Rechnungen zu Grunde: $a_o = 0,012$ cm,
$L = \lambda = 20$ cm, $k = 3 \cdot a_o / L = 0,0018$, $c = 10$ cm/s. Als Parameter ist der normierte mittlere Volumenstrom angegeben. Die Maxima

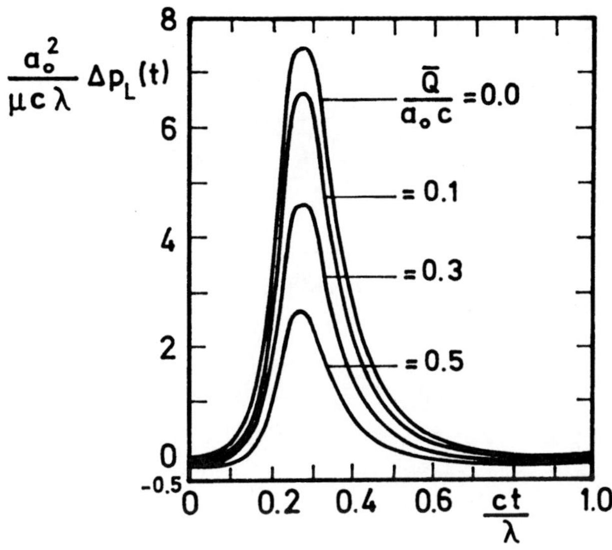

<u>BILD 27</u>: NORMIERTER DRUCKUNTERSCHIED IN LÄNGS-
RICHTUNG ALS FUNKTION DER AXIALEN KOOR-
DINATE [15]

der Kurven liegen bei etwa $c \cdot t/\lambda = 0,25$. Mit steigendem Volumenstrom nehmen die maximalen Werte des Druckunterschiedes
ab. In Bild 28 ist der Druckunterschied über dem mittleren
Volumenstrom aufgetragen. Parameter ist das Amplitudenverhältnis ε . Die linearen Verläufe stimmen qualitativ mit [21] ,
[32] , [44] überein. Der Volumenstrom wächst also mit zunehmenden
Amplitudenverhältnis an. Im Gegensatz zu den Ergebnissen bei
nichtkonischen Kanälen muß hier darauf hingewiesen werden, daß
in [15] bei einem Amplitudenverhältnis von $\varepsilon = 1$, der Kanal nur
am Anfang okkludiert ist. Die Ergebnisse der rotationssymmetrischen Strömung sollen hier nicht aufgeführt werden, da sie

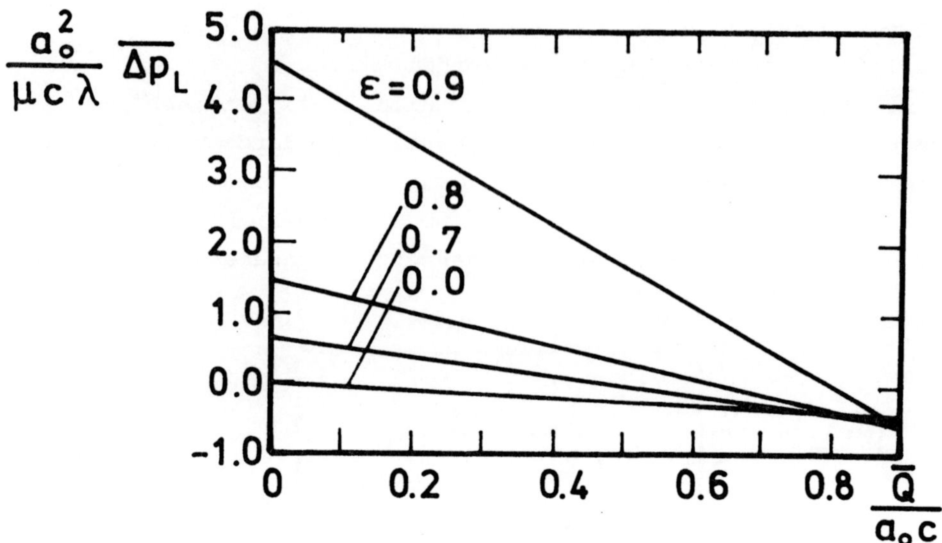

BILD 28: DRUCKUNTERSCHIED ALS FUNKTION DES
MITTLEREN VOLUMENSTROMES

sich qualitativ von denen der ebenen Strömung kaum unterschei-
den. Zusammenfassend kann gesagt werden, daß noch einige genauere
Untersuchungen, vor allem experimenteller Art, notwendig sind,
um die Strömungsvorgänge im Samenleiter besser verstehen zu können.

5.2.4 THEORETISCHE ERGEBNISSE ÜBER SPEZIELLE PHÄNOMENE IN DER PERISTALTIK

5.2.4.1 TEILCHENBAHNEN

Yin und Fung [62] ermittelten für eine ebene Strömung bei sinusförmiger Erregung mittels der Störungsrechnung die Teilchenbahnen für den Sonderfall der Nullförderung (Bild 29) und für
fehlenden äußeren Druckgradienten (Bild 30). Die Lage eines Teilchens zu Beginn einer Wellenperiode ist mit ● gekennzeichnet,
der Ort am Ende derselben mit +. Während sich bei fehlendem
äußeren Druckgradienten in Längsrichtung alle Teilchen nach Ablauf einer Periode in positive z- Richtung verschoben haben, am
stäksten in der Kanalmitte, erfahren bei q = 0 die Teilchen am
stärksten in Wandnähe eine leichte negative Verschiebung in axi-

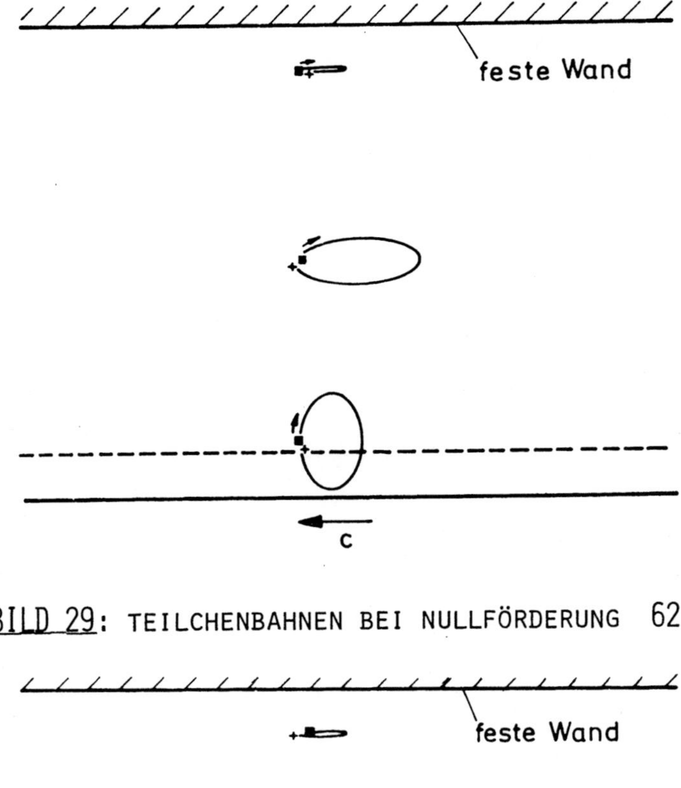

<u>BILD 29</u>: TEILCHENBAHNEN BEI NULLFÖRDERUNG 62

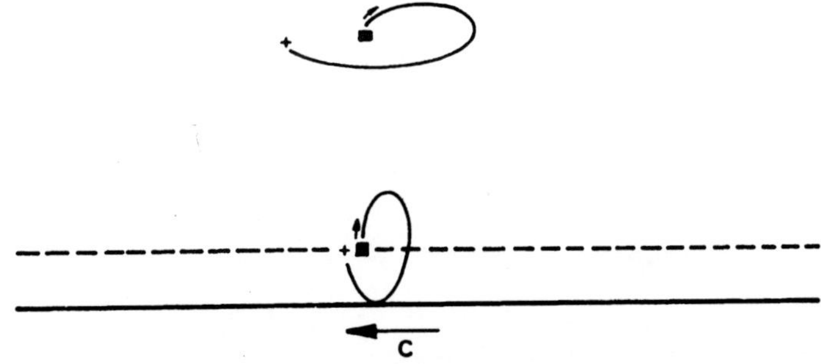

<u>BILD 30</u>: TEILCHENBAHNEN BEI FEHLEN EINES ÄUSSEREN DRUCKGRADIENTEN [62]

aler Richtung. Die in Bild 29 dargestellten Ergebnisse zeigen qualitativ gute Übereinstimmung mit den im Experiment erhaltenen Resultaten (Bild 17). Sowohl bei Bild 29 als auch bei Bild 30

waren die folgenden Ähnlichkeitskennzahlen zu Grunde gelegt:
Re = 0,6, ε =0,2, δ = 0,57.

5.2.4.2 RÜCKSTRÖMUNG, TRAPPING UND REFLUX

Die Ausbreitung sinusförmiger Wellen in zylindrischen Leitungen
wurden beispielsweise von Yin, Fung [61] und Li [26] im Hinblick
auf Rückströmung und Reflux theoretisch untersucht. In beiden
Arbeiten wird eine rotationssymmetrische Strömung vorausgesetzt.
Yin und Fung [61] beschränkten sich auf die Peristaltik kleiner
Amplituden, während Li [26] die langwellige Bewegung betrachte-
te. Die erhaltenen Gleichungen werden in beiden Arbeiten mittels
der Störungsrechnung gelöst. Der Einfluß des mittleren äüßeren
Druckgradienten in axialer Richtung ist in Bild 31 in übersichtlicher Form dargestellt. Der äußere Druckunterschied ist von
entscheidender Bedeutung für die Ausbildung der gemittelten
axialen Geschwindigkeitsprofile. Bei Überschreiten des kriti-
schen Druckgradienten erhält man negative Mittelgeschwindigkeiten
in axialer Richtung. Die Profile wurden ermittelt bei einem

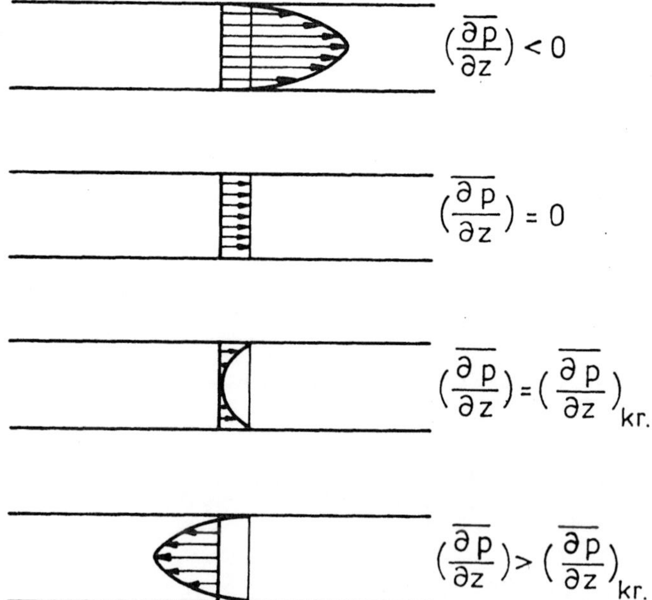

BILD 31: DER EINFLUSS DES AXIALEN DRUCKGRADIENTEN AUF
DIE MITTLEREN GESCHWINDIGKEITSPROFILE

einem Amplitudenverhältnis von $\varepsilon = 0,15$, einer Wellenordnung von $\delta = 0,05$ und einer Reynoldszahl von $Re = 10$. Zu
ähnlichen Aussagen kommt Li [26], nur gibt er als Kriterium
für die Rückströmung den zeitlich gemittelten Volumenstrom
als Funktion des Amplitudenverhältnisses ε an. Li untersucht die
Frage, unter welchen Bedingungen bei positivem Volumenstrom Rückströmung vorliegt. Das in Bild 32 dargestellte Diagramm gibt die
Ergebnisse von Li [26] für den rotationssymmetrischen Fall und
die Resultate von Zien und Ostrach [64] für den ebenen Fall
wieder. In dem punktierten Bezirk (Li), bzw. in dem schraffier-
ten Bereich (Zien und Ostrach) findet keine Rückströmung statt.

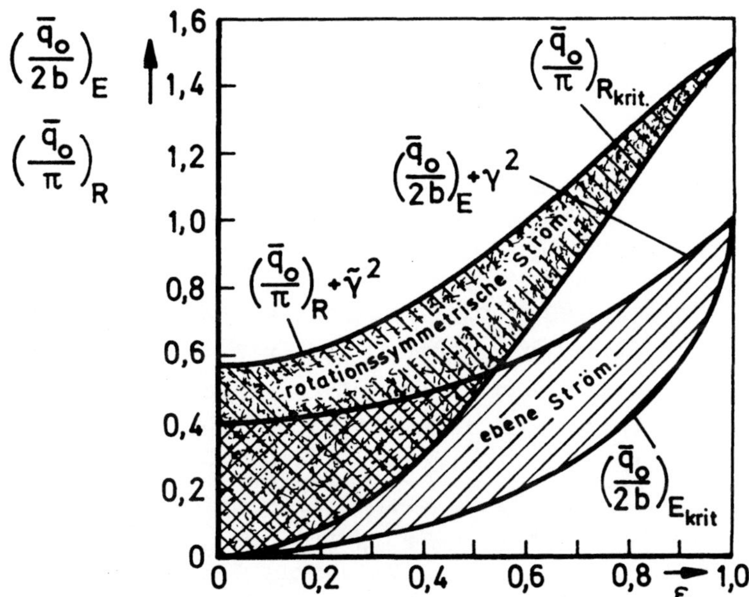

BILD 32: VOLUMENSTROM ÜBER DEM AMPLITUDENVERHÄLTNIS
[26],[64]

Dazu zählt auch trivialerweise die Ordinatenachse. Auf ihr ist
der normierte Volumenstrom $\overline{q}_o/\pi$ (Li) und $\overline{q}_o/(2\,b)$ (Zien, Ostrach)
aufgetragen. Folgende Definitionen korrespondieren zu Bild 32:

$$\left(\frac{\overline{q}_o}{2\,b}\right)_{E_{krit.}} = 1 - \sqrt{1 - \varepsilon^2} \tag{60}$$

$$\left(\frac{\overline{q}_o}{2\,b}\right)_E = \frac{3\,\varepsilon^2}{2+\varepsilon^2} \tag{61}$$

$$\gamma^2 = \frac{(1-\varepsilon^2)^{5/2}}{\varepsilon^2\left(\frac{5}{2}-\varepsilon^2\right)}\left[1-\frac{(1-\varepsilon^2)^{1/2}}{1+\frac{1}{2}\varepsilon^2}\right] \tag{62}$$

$$\left(\frac{\overline{q}_o}{\pi}\right)_{R_{krit}} = 1+\frac{1}{2}\varepsilon^2 - (1-\varepsilon^2)^{3/2} \tag{63}$$

$$\left(\frac{\overline{q}_o}{\pi}\right)_R = \varepsilon^2\,\frac{16-\varepsilon^2}{4+6\,\varepsilon^2} \tag{64}$$

$$\widetilde{\gamma}^2 = \frac{2}{7}\,\frac{(1-\varepsilon^2)^{7/2}}{\varepsilon^2\left(1-\frac{2}{7}\varepsilon^2\right)}\left[1-\frac{(1-\varepsilon^2)^{1/2}}{1+\frac{3}{2}\varepsilon^2}\right] \tag{65}$$

Die Gleichungen (60) bis (62) sind für die ebene Strömung, die Gleichungen (63) bis (65) für die rotationssymmetrische Strömung gültig.

Die Bereiche, in denen überhaupt Trapping bzw. Reflux auftreten, sind in Bild 33 für die ebene Strömung und in Bild 34 für die rotationssymmetrische Strömung zu sehen[51] . Shapiro, Jaffrin und Weinberg [51] setzten eine langwellige, schleichende Bewegung voraus. In Bild 33 und Bild 34 ist der normierte Volumenstrom q/q_o über dem Amplitudenverhältnis ε aufgetragen. Bei einem Vergleich der beiden Diagramme fällt auf, daß bei der rotationssymmetrischen Strömung im ganzen Pumpbereich ($q < q_o$) Reflux auftritt, und zwar unabhängig von dem Amplitudenverhältnis ε . Sowohl in Bild 33 als auch in Bild 34 sind als Parameter verschiedene Werte von R aufgeführt, wobei R ein Maß für die Stärke der negativen Partikelverschiebung (Reflux) ist [51]. Es sei noch darauf hingewiesen, daß die beiden Diagramme 33 und 34 nicht mit Bild 32 zu vergleichen sind, da es sich in Bild 32 um Rückströmung handelt.Hierunter versteht man partielle negative Axialgeschwindigkeiten, während man unter dem Begriff Reflux negative Partikelverschiebungen versteht.

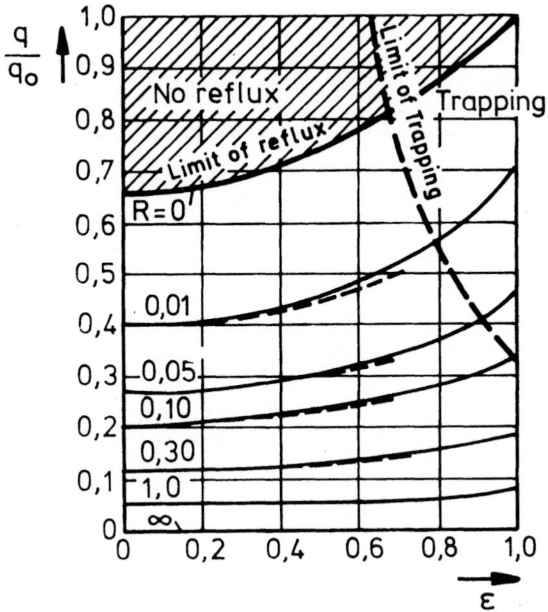

BILD 33: ÜBERSICHT ÜBER DIE ABHÄNGIGKEIT DES
VOLUMENSTROMES VOM AMPLITUDENVERHÄLTNIS
BEZÜGLICH TRAPPING UND REFLUX [51]
(EBENE STRÖMUNG)

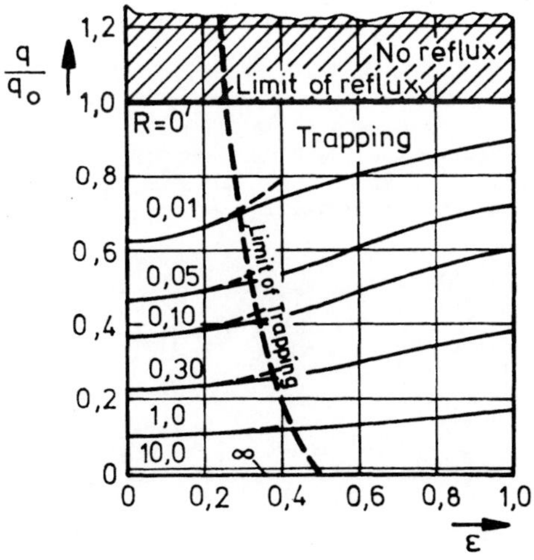

BILD 34: ÜBERSICHT ÜBER DIE ABHÄNGIGKEIT DES VO-
LUMENSTROMES VOM AMPLITUDENVERHÄLTNIS BE-
ZÜGL. TRAPPING U. REFLUX [51] (ROT.-SYMM. STR.)

5.2.5 NICHTLINEARES MATHEMATISCHES MODELL EINER PERISTAL-TISCHEN STRÖMUNG

Eine sehr elegante Theorie für eine peristaltische Strömung
wurde von Brown und Hung in [4] vorgestellt. Ausgehend von den
Navier- Stokesschen Gleichungen in krummlinigen Koordinaten untersuchten sie die Ausbreitung sinusförmiger Wellen. Mittels
eines impliziten Differenzenverfahrens wurden die nichtlinearen
Differentialgleichungen gelöst. Neben der Untersuchung der reinen Potentialströmung wurden die Einflüsse der Viskosität der
Flüssigkeit, der Energie , Konvektion und Dissipation ausführlich studiert, wobei für die letzte Untersuchung noch die Energiegleichung herangezogen wurde. Die nichtlinearen Gleichungen
ermöglichen die Berechnung einer peristaltischen Strömung auch
bei hohen Reynoldszahlen.

Brown und Hung [4] gehen aus von den Navier- Stokesschen Gleichungen in krummlinigen Koordinaten. Es handelt sich um ein
orthogonales Koordinatensystem, wobei α in die tangentiale,
und β in die normale Richtung zeigt. In Gl.(66), (67) und (68)
sind die Navier- Stokesschen Gleichungen und die Kontinuitätsgleichung in krummlinigen Koordinaten aufgeführt:

$$\frac{\partial V}{\partial T} + \frac{V}{h_1} \frac{\partial V}{\partial \alpha} + \frac{W}{h_2} \frac{\partial V}{\partial \beta} + \frac{V}{h_1} \cdot \frac{W}{h_2} \frac{\partial h_1}{\partial \beta} - \frac{W^2}{h_1 h_2} \frac{\partial h_1}{\partial \alpha} =$$

$$= -\frac{1}{h_1} \frac{\partial P}{\partial \alpha} + \frac{1}{Re} \left\{ \frac{1}{h_1 h_2} \left[\frac{\partial}{\partial \alpha} \left(\frac{h_2}{h_1} \frac{\partial V}{\partial \alpha} \right) + \frac{\partial}{\partial \beta} \left(\frac{h_1}{h_2} \frac{\partial V}{\partial \beta} \right) \right] + \right.$$

$$+ \frac{2}{h_1} \frac{\partial W}{\partial \beta} \frac{\partial}{\partial \alpha} \left(\frac{1}{h_2} \right) - \frac{2}{h_2} \frac{\partial W}{\partial \alpha} \frac{\partial}{\partial \beta} \left(\frac{1}{h_1} \right) + V \left[\frac{1}{h_1} \frac{\partial}{\partial \alpha} \left(\frac{1}{h_1 h_2} \cdot \frac{\partial h_2}{\partial \alpha} \right) + \right.$$

$$\left. + \frac{1}{h_2} \frac{\partial}{\partial \beta} \left(\frac{1}{h_1 h_2} \frac{\partial h_1}{\partial \beta} \right) \right] + W \left[\frac{1}{h_1} \frac{\partial}{\partial \alpha} \left(\frac{1}{h_1 h_2} \frac{\partial h_1}{\partial \beta} \right) - \right. \tag{66}$$

$$\left. \left. - \frac{1}{h_2} \frac{\partial}{\partial \beta} \left(\frac{1}{h_1 h_2} \frac{\partial h_2}{\partial \alpha} \right) \right] \right\}$$

$$\frac{\partial W}{\partial T} + \frac{V}{h_1}\frac{\partial W}{\partial \alpha} + \frac{W}{h_2}\frac{\partial W}{\partial \beta} + \frac{V}{h_1}\cdot\frac{W}{h_2}\frac{\partial h_2}{\partial \alpha} - \frac{V^2}{h_1 h_2}\frac{\partial h_1}{\partial \beta} =$$

$$= -\frac{1}{h_2}\frac{\partial P}{\partial \beta} + \frac{1}{Re}\left\{ \frac{1}{h_1 h_2}\left[\frac{\partial}{\partial \alpha}\left(\frac{h_2}{h_1}\frac{\partial W}{\partial \alpha}\right) + \frac{\partial}{\partial \beta}\left(\frac{h_1}{h_2}\frac{\partial W}{\partial \beta}\right)\right] + \right.$$

$$+ \frac{2}{h_2}\frac{\partial V}{\partial \alpha}\frac{\partial}{\partial \beta}\left(\frac{1}{h_1}\right) - \frac{2}{h_1}\frac{\partial V}{\partial \alpha}\frac{\partial}{\partial \beta}\left(\frac{1}{h_2}\right) + V\left[\frac{1}{h_2}\frac{\partial}{\partial \beta}\left(\frac{1}{h_1 h_2}\frac{\partial h_2}{\partial \beta}\right) - \right.$$

$$\left. - \frac{1}{h_1}\frac{\partial}{\partial \alpha}\left(\frac{1}{h_1 h_2}\frac{\partial h_1}{\partial \beta}\right)\right] + W\left[\frac{1}{h_2}\frac{\partial}{\partial \beta}\left(\frac{1}{h_1 h_2}\frac{\partial h_1}{\partial \beta}\right) + \frac{1}{h_1}\frac{\partial}{\partial \alpha}\left(\frac{1}{h_1 h_2}\frac{\partial h_2}{\partial \beta}\right)\right]\right\} \tag{67}$$

$$\frac{\partial}{\partial \alpha}\left(h_2 V\right) + \frac{\partial}{\partial \beta}\left(h_1 W\right) = 0 \tag{68}$$

Alle drei Differentialgleichungen sind entsprechend normiert worden [4] . V und W sind die dimensionslosen Geschwindigkeitskomponenten in α und β -Richtung (tangential und normal). P ist der normierte Druck und T die dimensionslose Zeit. h_1 und h_2 sind metrische Koeffizienten und Re sei die Reynoldszahl. Sie ist mit der Amplitude b gebildet worden: Re $= \dfrac{\varrho\cdot c\cdot b}{\mu}$. ϱ sei die Dichte des Fluides und μ sei die dynamische Zähigkeit der Flüssigkeit. Die aufgeführten Gleichungen sind für ein mit der Wellengeschwindigkeit c mitbewegtes Koordinatensystem (z^* , y^*) gültig. Für eine peristaltische Strömung, bei der die Bewegung der Wand durch eine Funktion y_h = g(z) beschrieben wird, ist der Strömungsbereich zeitinvariant gegenüber einem mitbewegten Koordinatensystem (z^*, y^*) mit der Wellengeschwindigkeit c. Es

wird deshalb ein orthogonales, krummliniges Koordinatensystem
, daß sich mit der bewegten Wand fortbewegt ($y^* = g(z^*)$), durch
die folgenden inversen Laplace- Gleichungen beschrieben:

$$\frac{\partial^2 z^*}{\partial \alpha^2} + \frac{\partial^2 z^*}{\partial \beta^2} = 0 \tag{69}$$

$$\frac{\partial^2 y^*}{\partial \alpha^2} + \frac{\partial^2 y^*}{\partial \beta^2} = 0 \tag{70}$$

Folgende Randbedingungen in tangentialer und normaler Richtung
an der Wand müssen befriedigt werden:

$$\left(\beta \right)_{Wand} = const \tag{71}$$

$$\left(\frac{\partial \alpha}{\partial u} \right)_{Wand} = 0 \tag{72}$$

In Bild 35 ist ein einfacher peristaltischer Bolus in krummlinigen Koordinaten für eine Potentialströmung dargestellt [4]
Die einfache Wandbewegung werde durch die folgende Beziehung
beschrieben:

$$y = y^* = \begin{cases} \frac{1}{2} d + \frac{1}{2} b \left[1 + \sin \left(2\pi z^*/\lambda - \frac{1}{2}\pi \right) \right] & \text{für } 0 < z^* < \lambda \\[3mm] \frac{1}{2} d & \text{für } \lambda < z^* < 0 \end{cases} \tag{73}$$

Mittels eines impliziten Differenzenverfahrens werden die
nichtlinearen Differentialgleichungen numerisch gelöst. In
Bild 36 sind die Geschwindigkeitsprofile für eine Potentialströmung dargestellt. In der oberen Hälfte sind Geschwindigkeitsprofile der Longitudinalgeschwindigkeiten (in z- Richtung) $w = f(y,z)$ für verschiedene Orte z aufgetragen, während

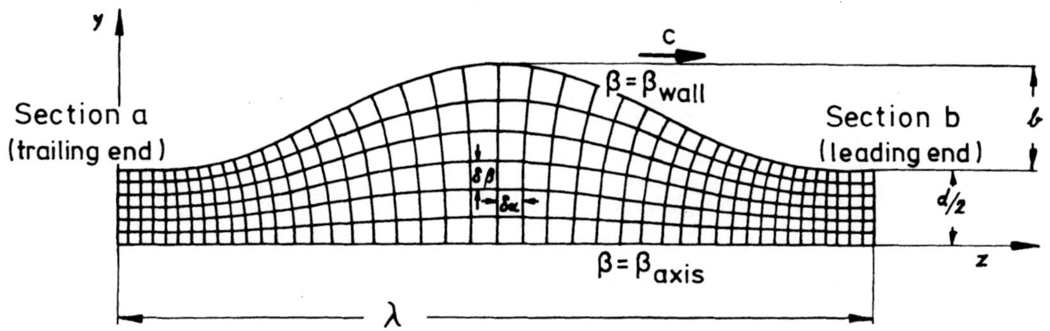

BILD 35: PERISTALTISCHER BOLUS FÜR EINE POTENTIAL-
STRÖMUNG [4] MIT KOORDINATENSYSTEM (4)

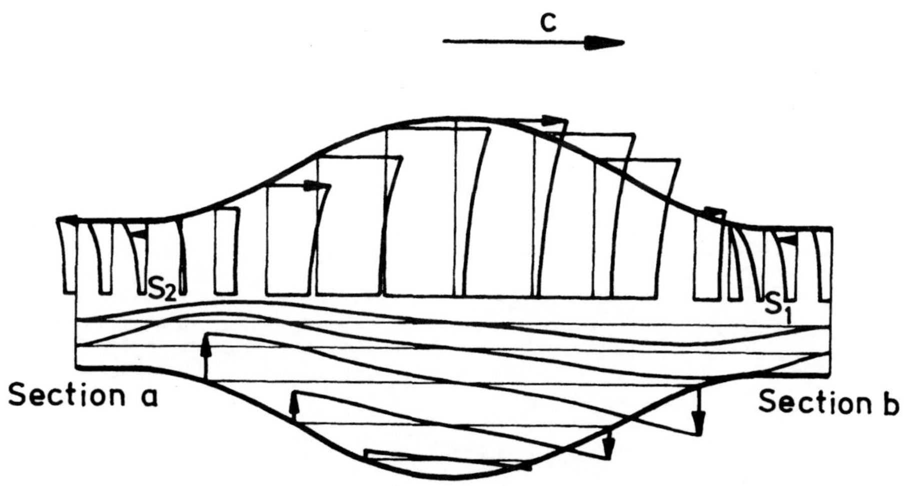

BILD 36: GESCHWINDIGKEITSPROFILE FÜR EINE
POTENTIALSTRÖMUNG (4)

in der unteren Hälfte die Lateralgeschwindigkeiten (in y- Richtung) $v = f(y,z)$) für verschiedene Orte y dargestellt sind.
Folgende Verhältnisse wurden für die Berechnungen zu Grunde
gelegt: $d/\lambda = 0,203$, $b/\lambda = 0,164$, $\phi_b - \phi_a = 8,00$. ϕ sei das
Geschwindigkeitspotential. Es existieren zwei Staupunkte S_1 und

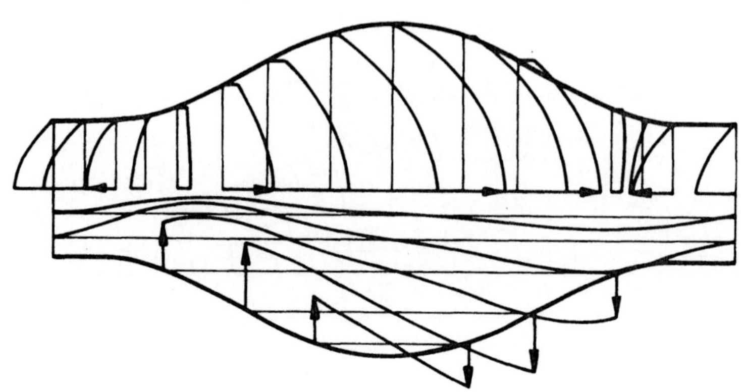

BILD 37: GESCHWINDIGKEITSPROFILE FÜR EINE VISKO-
SE STRÖMUNG [4]

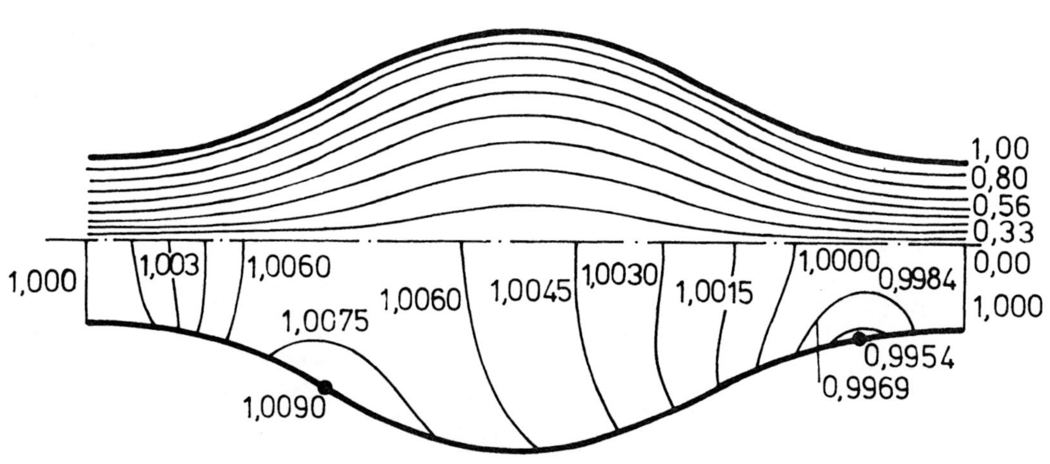

BILD 38: STROMLINIEN UND ISOBAREN FÜR EINE VISKO-
SE STRÖMUNG [4]

S_2 . Man sieht sofort, daß infolge der Reibungsfreiheit die
Haftbedingung an den Wänden nicht erfüllt werden kann. Die Geschwindigkeitsprofile für den Fall einer viskosen Flüssigkeit
sind in Bild 37 zu sehen [4] . Bei den Longitudinalgeschwindigkeiten (obere Hälfte) ist eine parabolische Geschwindig-

keitsverteilung zu erkennen. Auch die lateralen Geschwindigkeitsprofile(unten) weisen stärkere Gradienten auf. Für Bild
37 sind folgende Kennzahlen gültig: $b/\lambda = 0,164$, $d/\lambda = 0,208$,
Re = 2,36. Für dieselben Werte sind in Bild 38 in der oberen
Hälfte die Stromlinien und im unteren Bereich die Linien gleichen Druckes (Isobaren) eingezeichnet. Sowohl die Werte der
Stromfunktion wie auch die Isobaren sind normiert worden [4].
Der Verlauf der Stromlinien ist erwartungsgemäß, allerdings
tritt bei dem gewählten Amplitudenverhältnis noch kein Trapping
auf. Interessant sind die beiden Druckwerte von 1,009 und
0,9954 an der Wand.
Für eine zweidimensionale Strömung sind die Komponenten des
Spannungstensors in krummlinigen Koordinaten durch die folgenden Beziehungen gegeben:

$$\sigma_\alpha = \frac{2\mu}{h_1} \left(\frac{\partial w}{\partial \alpha} + \frac{v}{h_2} \frac{\partial h_1}{\partial \beta} \right) \tag{74}$$

$$\sigma_\beta = \frac{2\mu}{h_2} \left(\frac{\partial v}{\partial \beta} + \frac{w}{h_1} \frac{\partial h_2}{\partial \alpha} \right) \tag{75}$$

$$\tau_{\alpha\beta} = \mu \left[\frac{h_1}{h_2} \frac{\partial}{\partial \beta} \left(\frac{w}{h_1} \right) + \frac{h_2}{h_1} \frac{\partial}{\partial \alpha} \left(\frac{v}{h_2} \right) \right] \tag{76}$$

Die viskose Normalspannung σ_β in β- Richtung und die Schubspannung $\tau_{\alpha\beta}$ in der Flüssigkeit sind in Bild 39 dargestellt.
Die numerisch erhaltenen Werte für σ_α wichen vom Betrag her nur
um einen mittleren relativen Fehler von 0,35 % von den σ_β- Werten ab, so daß man näherungsweise sagen kann: $\sigma_\alpha \sim - \sigma_\beta$. Beide
Normalspannungsverteilungen (a) verlaufen bezüglich der Mittelachse bei $z^* = 1/2\ \lambda$ nahezu symmetrisch. Die Schubspannungsverläufe (b) zeigen, daß die Werte in der Nähe der Wand am
größten sind, da hier auch die Geschwindigkeitsgradienten am
steilsten sind. Bei der Angabe der verschiedenen Arbeiten der
Spannungskomponenten, des Druckes und der Dissipationsenergie

selbst muß auf [4] verwiesen werden. Hier soll nur noch das
Trapping- Phänomen anhand der sehr schönen Bilder 40 und 41
verdeutlicht werden [4] . Bild 40 zeigt in beeindruckender Wei-
se die gute Übereinstimmung zwischen Theorie und Experiment.
In der oberen Hälfte ist das Geschwindigkeitsfeld auf Grund
der numerischen Berechnungen eingezeichnet, während die untere Hälfte die durch die Experimente ermittelte Geschwindigkeitsverteilung wiedergibt. Es handelt sich hier um sehr
kleine Gasblasen, die optisch aufgezeichnet worden sind. Folgende Daten wurden benutzt: $b/\lambda = 0,164$, $d/\lambda = 0,208$, Re = 2,3
Bild 41 macht den Trapping- Effekt sehr deutlich. Auch hier
befinden sich Theorie und Experiment in guter Übereinstimmung.
In Bild 41 sind die Stromlinien theoretisch (oben) und ex-
perimentell (unten) ermittelt worden. Deutlich sind die ge-
genläufigen Wirbel zu erkennen. Die in Bild 41 dargestellten
Ergebnisse wurden bei folgenden Ähnlichkeitsparametern durchgeführt: $b/\lambda= 0,328$, $d/\lambda = 0,0983$, Re = 4,75.

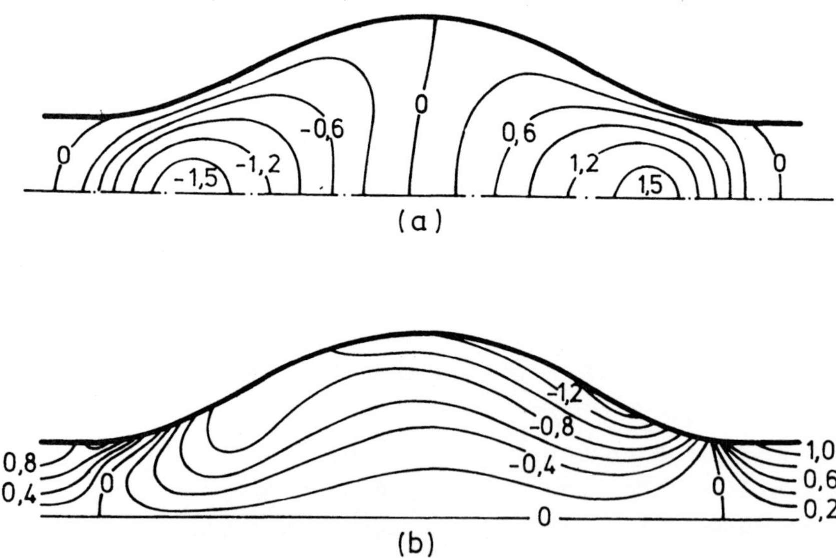

BILD 39: NORMALSPANNUNGS- UND SCHUBSPANNUNGSVER-
LÄUFE IN DER FLÜSSIGKEIT [4]

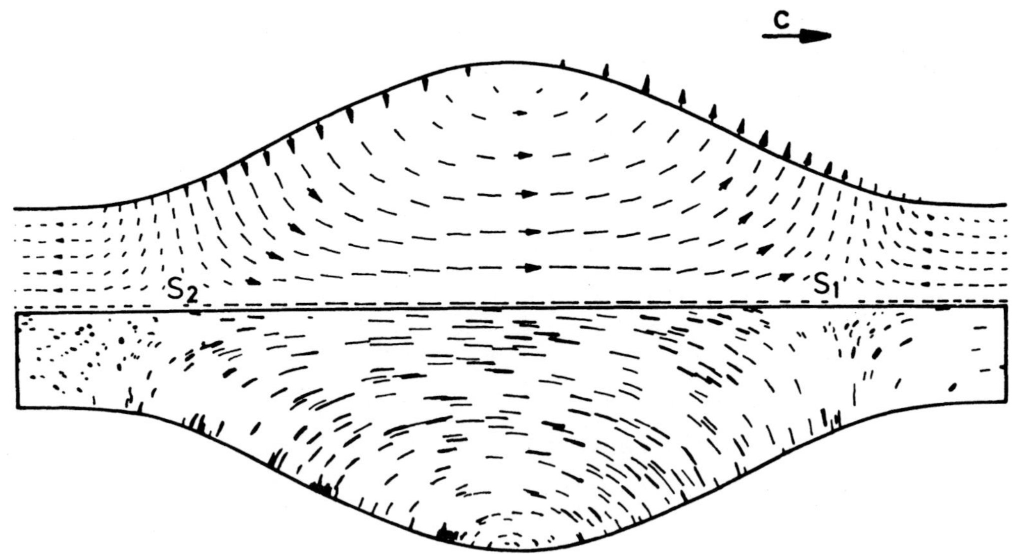

BILD 40: GESCHWINDIGKEITSFELDER IN THEORIE (OBEN)
UND EXPERIMENT (UNTEN) [4]

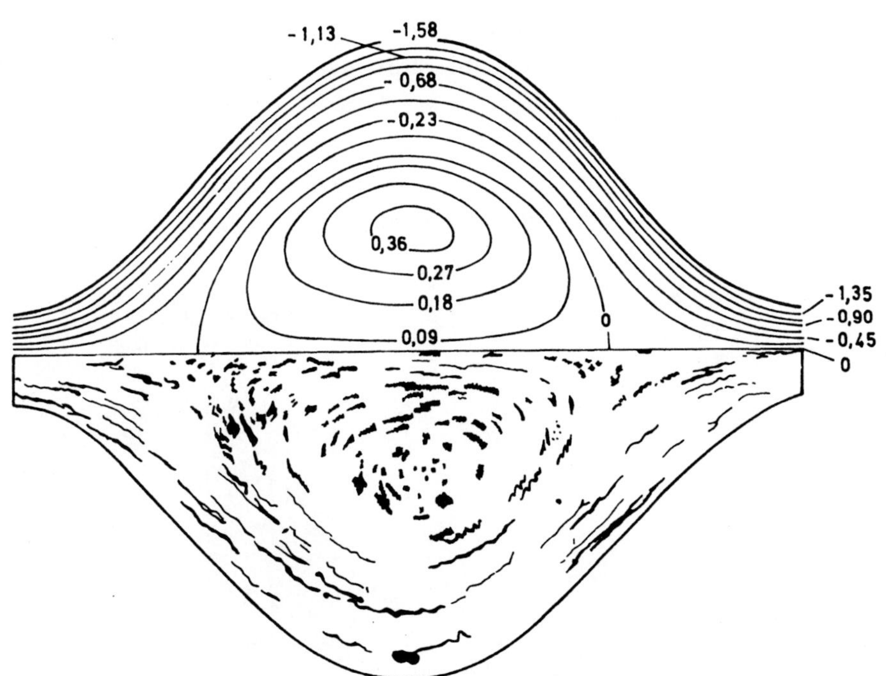

BILD 41: STROMLINIEN IN THEORIE UND EXPERIMENT BEI
TRAPPING [4]

5.2.6 DER EINFLUSS DER ELASTISCHEN GEFÄSSE AUF DIE PERISTALTISCHE STRÖMUNG

Die viskoelastischen Eigenschaften der Gefäße, zum Beispiel des Harnleiters, mit in das mathematische Modell einzubeziehen ist sehr schwierig, da der Ureter, wie in Kapitel 2 beschrieben, aus mehreren Schichten aufgebaut ist. Desweiteren ist die Wandstärke keineswegs konstant, sondern sie ist starken Schwankungen unterworfen. Ferner ist der Querschnitt der Strömung (Lumen) nicht etwa kreisförmig, sondern sternförmig. Man muß insofern starke Vereinfachungen vornehmen, um überhaupt noch mit vertretbaren Aufwand vernünftige Ergebnisse zu erzielen.

In [44] wurde ein mathematisches Modell für eine peristaltische Strömung angegeben, bei dem die elastischen Eigenschaften der Wandungen in einem einfachen Ansatz berücksichtigt werden. Der grundsätzliche Aufbau des theoretischen Modells ist in Bild 42 dargestellt. Zwei starre Behälter sind durch einen kommunizierenden Schlauch verbunden. Es kann wahlweise im rechten Behälter ein Überlauf in beliebiger Höhe, im linken Gefäß ein Zulauf angebracht werden, so daß der Volumenstrom bei beliebigen äußeren Druckgradienten (hydrostatischer Druckunterschied) berechnet werden kann. Die Wandbewegung des Schlau-

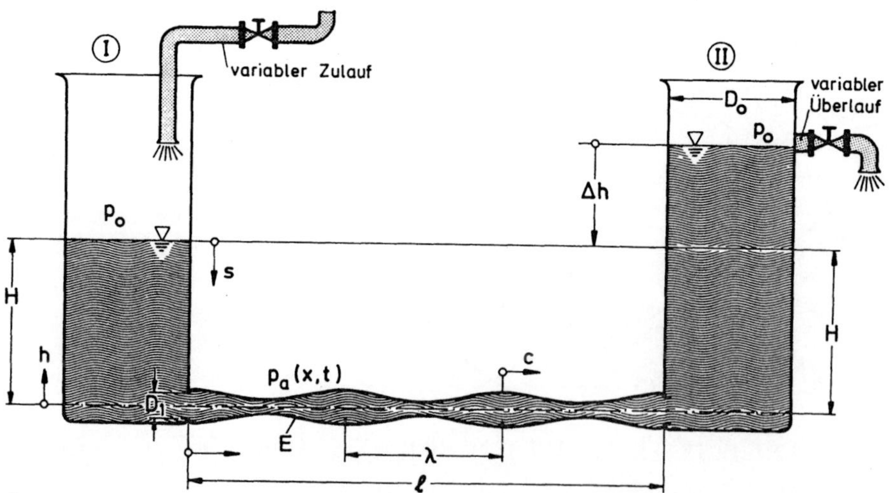

BILD 42: AUFBAU DES THEORETISCHEN MODELLS

ches wird durch einen peristaltischen Außendruck hervorgerufen. E sei der Elastizitätsmodul des Schlauches und ℓ sei
seine Länge. Die in positive z- Richtung wandernden Wellen
werden teilweise am linken und rechten Rand reflektiert. Bei
höheren Frequenzen spielen die Eigenschwingungen der beiden
senkrechten Flüssigkeitssäulen eine nicht mehr zu vernach-
lässigende Rolle. Auch werden die Einlauf- und Umlenkverluste
an den beiden Behältereinläufen berücksichtigt. Die Strömung
wird als eindimensional und instationär angenommen. Für den
dünnwandigen Schlauch konstanter Wandstärke wird ein linea-
res Stoffgesetz angesetzt. Es wird nur die Tangentialdehnung
berücksichtigt. Man erhält dann das folgende nichtlineare
partielle Differentialgleichungssystem hyperbolischen Typs [44].

$$\frac{\partial p}{\partial t} + w\,\frac{\partial p}{\partial z} + \frac{s \cdot E}{D_1\left(1-\frac{1}{2m}\right)}\left[1 + \frac{D_1\left(1-\frac{1}{2m}\right)}{2Es}(p-p_a)\right]\cdot\frac{\partial w}{\partial z} = \frac{\partial p_a}{\partial t} + w\,\frac{\partial p_a}{\partial z}$$

$$(77)$$

$$\frac{\partial w}{\partial t} + w\,\frac{\partial w}{\partial z} + \frac{1}{g}\,\frac{\partial p}{\partial x} + 8\pi\,\frac{\mu}{g}\cdot\frac{W}{A} = 0 \qquad\qquad (78)$$

Hierbei sei w die mittlere Strömungsgeschwindigkeit in z- Richtung, s sei die Wandstärke und $D_1 = 2R$ der Durchmesser des Schlauches im Ruhezustand. p ist der Druck in der Flüssigkeit und m
ist die Poissonzahl des Wandwerkstoffes. Für den peristaltischen
Außendruck p_a wir der folgende Ansatz gemacht:

$$p_a(z,t) = p_b \cdot \cos\left(\frac{2\pi}{\lambda}(x-ct)\right) \qquad\qquad (79)$$

Die Druckterme in Gl.(77) und Gl.(78) können über die Wellenfortpflanzungsgeschwindigkeit a eliminiert werden, wobei man für
a die folgende Beziehung erhält [44] :

$$a = \sqrt{\frac{s \cdot E}{g\,D_1\left(1-\frac{1}{2m}\right)}\left[1 + \frac{D_1\left(1-\frac{1}{2m}\right)}{2Es}(p-p_a)\right]} \qquad\qquad (80)$$

Bei Vernachlässigung der Querkontraktion und für $p = p_a$ erhält man die bekannte Moens- Korteweggeschwindigkeit. Als Randbedingungen werden für den linken und rechten Behälter die komplette instationäre Bernoulli- Gleichung mit der Kontinuitätsgleichung angesetzt(siehe [44]). Der äußere Druckunterschied Δp wird auf die Wellenlänge bezogen!

$$\Delta p_\lambda = \frac{\Delta p \cdot \lambda}{\ell} = \frac{g \cdot g \cdot \Delta h \cdot \lambda}{\ell} \tag{81}$$

Δh sei der Unterschied der beiden Flüssigkeitsspiegel in den senkrechten Behältern, g sei die Erdbeschleunigung. Der Volumenstrom wird über eine Periodendauer gemittelt.

$$\overline{Q}_{(t)} = \frac{1}{T} \int_0^T \left(\int_A w_{(t)} \, dA \right) dt \tag{82}$$

Hierbei sei T die Periodendauer und dA das differentielle Flächenelement des Strömungsquerschnittes. Der Volumenstrom wird nun noch normiert:

$$\overline{Q}_{(t)}^* = \frac{\overline{Q}}{R^2 \pi \, a_o} \tag{83}$$

a_o ist die Wellenfortpflanzungsgeschwindigkeit für $p = p_a$ (siehe Gl.(80)). Die Größe a_o wurde auch schon in Gl.(4) zur Definition der Strouhalzahl benutzt.
Da hier die nichtlinearen Gleichungen der Stömungsmechanik angewandt worden sind, ist man bezüglich der Reynoldszahl keinen Beschränkungen unterworfen. So wurden in [44] Volumenströme für Reynoldszahlen $10^{-2} < Re < 2 \cdot 10^5$ berechnet, wobei natürlich die sehr hohen Reynoldszahlen in der Physiologie nicht mehr anzutreffen sind. Das Differentialgleichungssystem (Gl.(77) und Gl.(78)) wurde inklusive der Rand- und Anfangsbedingungen mittels eines expliziten Differenzenverfahrens 2. Ordnung nach Mac Cormack [29] numerisch gelöst. Eine ausführliche Beschreibung des Verfahrens ist in [29] , [41] zu finden. Dieses Diffe-

renzenverfahren 2. Ordnung arbeitet mit Zwischenschritten.
Mit "-" werden die Größen in den Zwischenpunkten bezeichnet.
In Bild 43 ist der Rechenstern des Mac Cormack- Verfahrens dargestellt. Für den ersten Schritt werden die folgenden Diffe-
renzenapproximationen benutzt:

$$\frac{\partial f}{\partial t} \sim \frac{\bar{f}_j^{n+1} - f_j^n}{\Delta t} \tag{84}$$

$$\frac{\partial f}{\partial x} \sim \frac{f_{j+1}^n - f_j^n}{\Delta x} \tag{85}$$

Die Differenzenquotienten für den zweiten Schritt lauten:

$$\frac{\partial f}{\partial t} \sim \frac{f_j^{n+1} - \dfrac{f_j^n + \bar{f}_j^{n+1}}{2}}{\dfrac{\Delta t}{2}} \tag{86}$$

$$\frac{\partial f}{\partial x} \sim \frac{\bar{f}_j^{n+1} - \bar{f}_{j-1}^{n+1}}{\Delta x} \tag{87}$$

Man beachte, daß für die örtlichen Ableitungen keine symme-
trischen Differenzenquotienten verwendet werden. Der Wert $\bar{f}_j^{n+1}$
wird zunächst aus der zeitlichen Ableitung (Gl.(84)) bestimmt.
Nachdem die Zwischenwerte auf der Linie n+1 berechnet worden sind,
wird der zweite Schritt des Differenzenverfahrens durchgeführt.

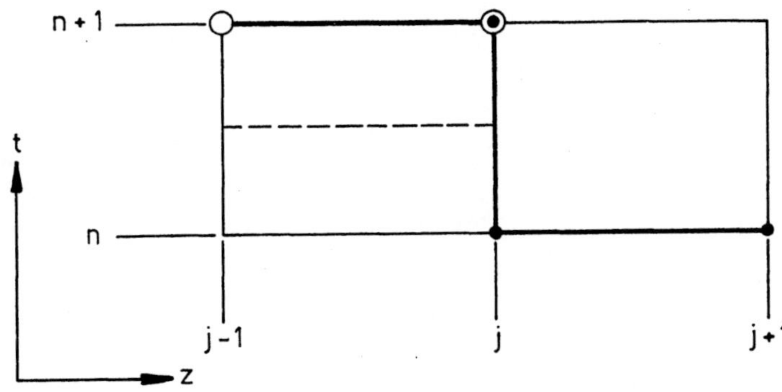

BILD 43: RECHENSTERN DES MAC CORMACK VERFAHRENS

Man sieht an den Differenzenquotienten, daß es sich hier um
ein explizites Verfahren handelt. An den Rändern wird das Differenzenverfahren mit einem Charakteristikenverfahren gekoppelt [41].

In Bild 44 ist der dimensionslose mittlere Volumenstrom $\overline{Q}^*$ in
Abhängigkeit des Produktes $Re \cdot \delta$ halblogarithmisch dargestellt
worden. Man sieht, daß bis etwa $Re \cdot \delta \sim 10$ nur positive Volumenströme auftreten, d. h. die Flüssigkeit strömt in positive
z- Richtung. Bis hierhin stimmt der Verlauf qualitativ mit [56]
überein. In [56] wurde die Elastizität der Wand vernachlässigt
und eine ebene Strömung vorausgesetzt. Der weitere Verlauf
in Bild 44 zeigt, daß auch negative Volumenströme auftreten
können. Der Einfluß der Nichtlinearitäten, der elastischen Eigenschaften des Schlauches und die Eigenschwingungen der Flüssigkeit in den starren Behältern können sich somit sehr störend auf
die peristaltische Förderung auswirken. Allerdings sind diese
hohen Reynoldszahlen in der Physiologie nicht mehr anzutreffen.
Auch die Annahme $\varepsilon = 0,1$ ist für einen gesunden Harnleiter nicht
realistisch. Ein ähnlicher Mechanismus ist von einem ventillosen Pumpprinzip her bekannt, das auf dem Liebau- Effekt [27] be-
ruht, und von [30] , [41] , [42] , [53] berechnet worden ist. Die
Abhängigkeit des äußeren normierten Druckunterschiedes Δp_λ^* vom

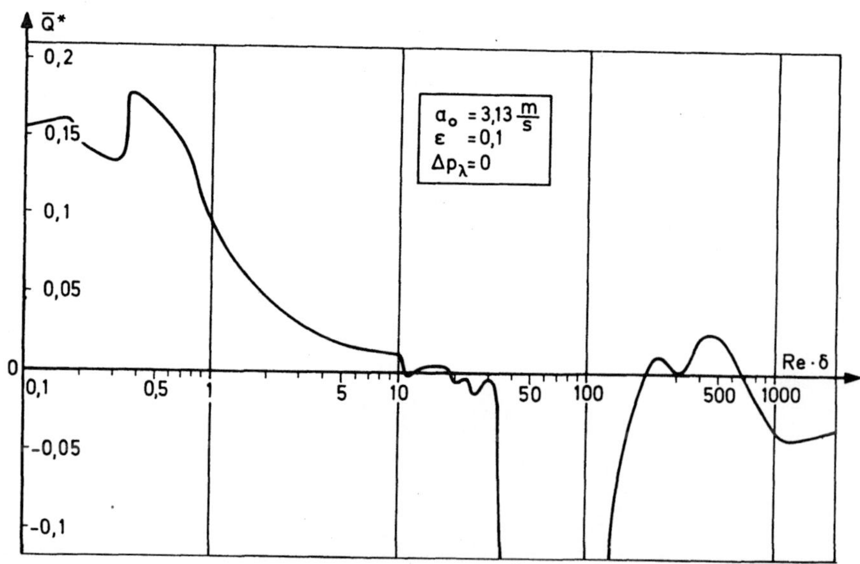

BILD 44: MITTLERER VOLUMENSTROM IN ABHÄNGIGKEIT VON Re
OHNE ÄUSSEREN DRUCKUNTERSCHIED (44)

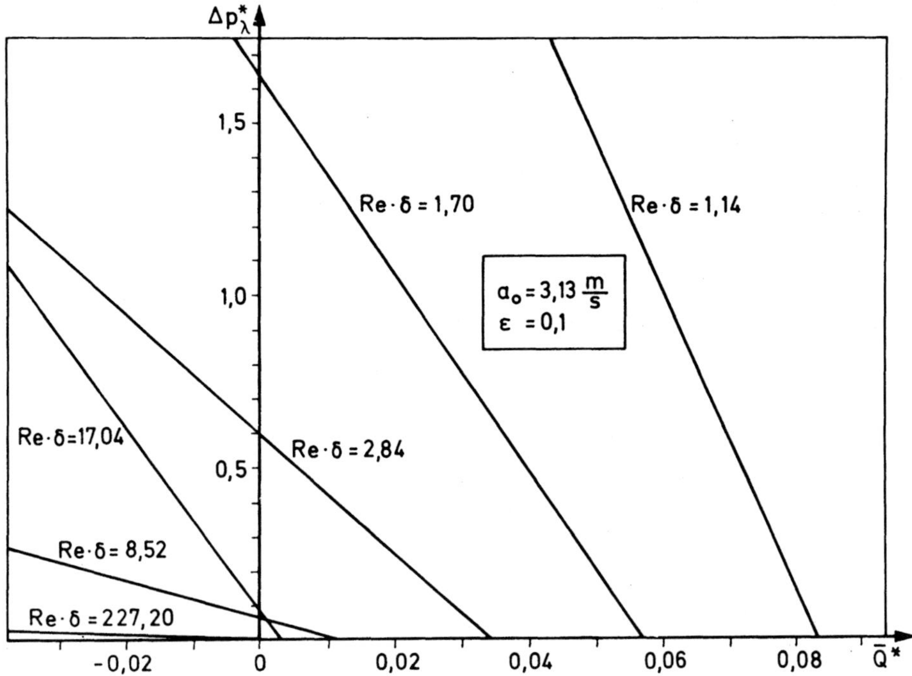

BILD 45: ÄUSSERER DRUCKUNTERSCHIED IN ABHÄNGIGKEIT
VOM MITTLEREN VOLUMENSTROM   (44)

mittleren Volumenstrom ist in Bild 45 dargestellt worden 44 .
Bis auf wenige Ausnahmen nimmt der Betrag der Steigung der
Geraden mit steigendem Re·δ ab, was mit einer größer werden-
den Empfindlichkeit gegenüber einem äußeren Druckunterschied
identisch ist. Diese Tendenz stimmt mit den Messungen von [56]
überein. Die Schnittpunkte der verschiedenen Geraden mit der
Ordinatenachse ergibt den Druckunterschied bei Nullförderung
($\overline{Q}^* = 0$).

Mittra und Prasad [35] untersuchten die Ausbreitung sinusförmiger Wellen in viskoelastischen Gefäßwandungen unter der
Annahme einer ebenen Strömung. Für die Fluid- Reibung wurde der
übliche Ansatz nach Hagen - Poiseuille gemacht. Das Amplitudenverhältnis wurde als sehr klein angenommen ($\varepsilon \ll 1$). Ausgehend von den Grundgleichungen der Membrantheorie inklusive
eines geschwindigkeitsproportionalen Dämpfungstermes wurden
die Grundbeziehungen für die ebene Strömung einschließlich
der komplizierten Wandgleichungen mit Hilfe der Störungs-

rechnung gelöst. Mittra und Prasad[35] kommen auf Grund ihrer Berechnungen zu dem Ergebnis, daß bei Einbeziehung der viskoelastischen Wandeigenschaften, bei reiner Peristaltik (Δp_λ = 0), eine Rückströmung nur in der Mitte des Kanales stattfindet. Bei der Vernachlässigung der Elastizität der Wände sind dagegen Rückströmbezirke sowohl in der Mitte als auch an den Rändern anzutreffen. Insofern ist also der Einfluß der viskoelastischen Wände unbedingt mit in die Berechnungen bezüglich der Peristaltik einzubeziehen.

5.2.7 DER EINFLUSS DER WELLENFORM

Neben den in Kapitel 5.2.1 und 5.2.2 beschriebenen Arbeiten von Lykoudis, Roos[28] und Lew, Fung, Löwenstein [25] untersuchte Mank[32] den Einfluß der Wellenform auf die Verläufe des Wechseldruckes bei einer peristaltischen ebenen Strömung. Der Einfluß der Wellenform auf die Verläufe des Wechseldruckes ist in Bild 46 für Nullförderung (a) und ohne axialen Gegendruck (b)

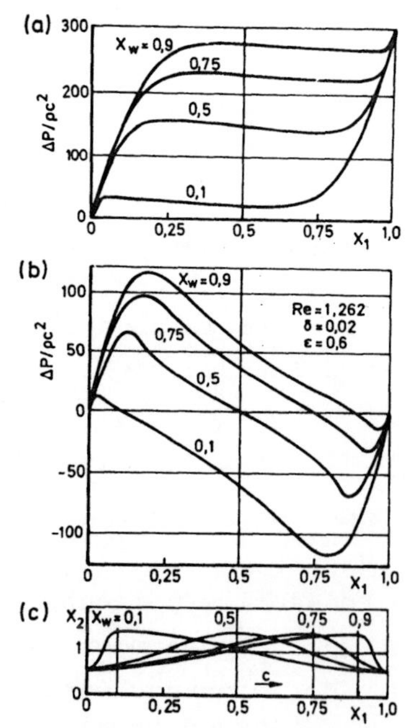

BILD 46: DER EINFLUSS DER WELLENFORM AUF DEN WECHSELDRUCK

über der Kanallänge dargestellt. In Teil (c) des Bildes 46
ist die Wellenform für bestimmte Formparameter X_w aufgetragen
[32]. Das Amplitudenverhältnis betrug $\varepsilon = 0,6$. Man erkennt eine
starke Abhängigkeit der Druckverläufe von der Lage des Wellen-
maximums. Der Druckverlauf über der Zeit ergibt sich im Teil (b),
wenn die Abzisse von rechts nach links durchlaufen wird. Für
$X_w = 0,5$ liegt eine harmonische Welle vor. Der Druckanstieg
pro Wellenlänge ist in Bild 46 (a) bei allen Kurven identisch.
In Bild 47 (b) verhalten sich die Größen der positiven und
negativen Maxima wie die vom Nulldurchgang abgetrennten Stücke
der Wellenlänge bzw. Periodendauer.

6. BERÜCKSICHTIGUNG SPEZIELLER EIGENSCHAFTEN DES FLUIDES UND DER WANDUNGEN BEI DER PERISTALTIK

6.1 NICHT - NEWTONSCHE FLUIDE

Für genauere Berechnungen müßten die Nicht - Newtonschen Effekte der unterschiedlichen Fluide in Speiseröhre, Dünndarm, Samanleiter und Harnleiter berücksichtigt werden. Die Vorgehensweise soll hier für den rotationssymmetrischen Fall aufgezeigt werden. Der Einfachheit halber sei für diese zusammenfassende Darstellung angenommen, daß der Querschnitt der Stromröhre konstant und die Wandungen starr sind. Für Wasser und dünnflüssige Öle kann der Newtonsche Ansatz (Gl.(88)) angewandt werden:

$$\tau(r) = \mu \, \frac{\partial w}{\partial r} \tag{88}$$

In diesem Stoffgesetz ist $\tau(r)$ die Schubspannung, w die Geschwindigkeitskomponente in z - Richtung (Kanalachse) und r sei der Radius. μ sei die dynamische Viskosität der Flüssigkeit. Die Gl.(88) ist in Bild 47 graphisch dargestellt. Über eine Inte-

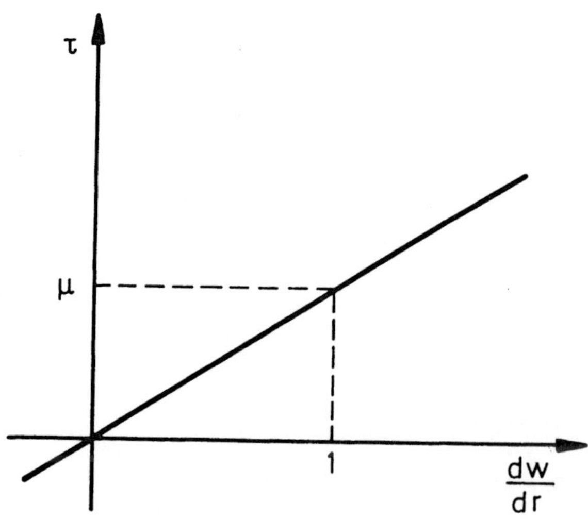

BILD 47: DAS NEWTONSCHE STOFFGESETZ

gration der Bewegungsgleichung erhält man die parabolische Geschwindigkeitsverteilung:

$$w(r) = -\frac{1}{4\mu}\,\frac{dp}{dz}\,(R^2 - r^2) \qquad (89)$$

dp/dz ist der axiale Druckgradient und R sei der Radius der
Leitung. Die Geschwindigkeitsverteilung ist in Bild 48 zu sehen.
Der Volumenstrom ergibt sich dann zu:

$$Q = -\frac{\pi}{8\mu}\,\frac{dp}{dz}\,R^4 \qquad (90)$$

Diese Beziehung ist auch unter dem Namen Hagen- Poiseuillesches
Gesetz bekannt.

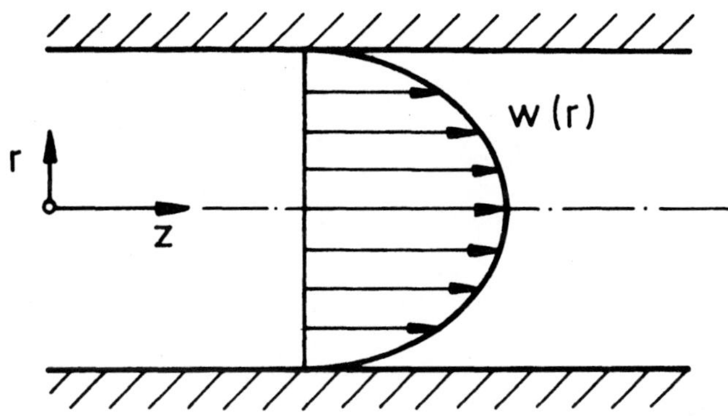

BILD 48: GESCHWINDIGKEITSVERTEILUNG EINES NEWTONSCHEN
FLUIDES (LAMINARE STRÖMUNG)

Für zähere oder pseudo- plastische Fluide ist oft das Ostwald
- de - Waele Stoffgesetz (Gl.(91)) angebracht, so zum Beispiel
für Blut, Seifenlösungen, Kleister und ähnliche Fluide.

$$\tau(r) = k \cdot \left|\frac{dw}{dr}\right|^{n-1} \cdot \frac{dw}{dr} \qquad (91)$$

k ist der Viskositätsparameter. Je nach der Größe des Exponenten n hat man in Bild 49 einen progressiven (n > 1) oder degressiven (n < 1) Verlauf der Schubspannung über dem Geschwindigkeitsgradienten. Die in Gl.(92) aufgeführte Geschwindigkeitsverteilung ist in Bild 50 dargestellt.

$$w(r) = -\left(\frac{1}{2k} \cdot \frac{dp}{dx}\right)^{\frac{1}{n}} \cdot \frac{n}{n+1} \left(R^{\frac{n+1}{n}} - r^{\frac{n+1}{n}}\right) \qquad (92)$$

Für den Volumenstrom erhält man die folgende Beziehung:

$$Q = \frac{\pi \cdot n}{3n+1} \left(-\frac{1}{2k} \frac{dp}{dz}\right)^{\frac{1}{n}} \cdot R^{\frac{3n+1}{n}} \qquad (93)$$

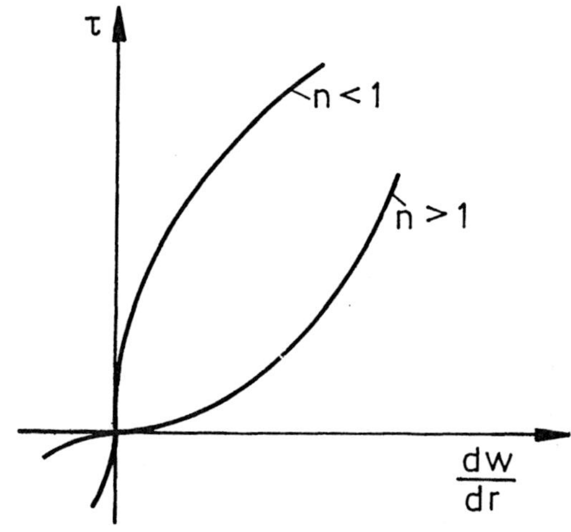

BILD 49: DAS OSTWALD- DE- WAELESCHE STOFFGESETZ

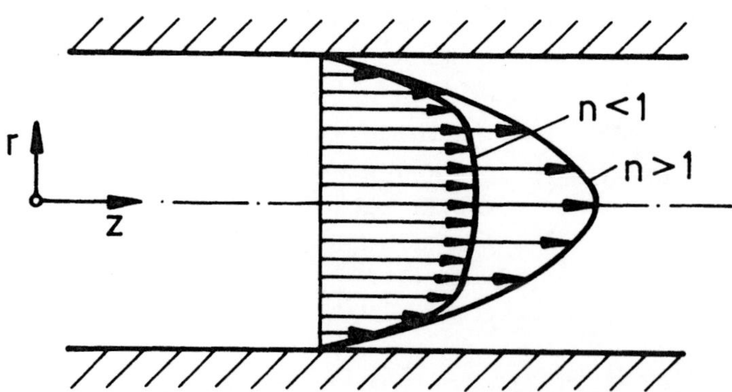

BILD 50: GESCHWINDIGKEITSVERTEILUNG EINES OSTWALD- DE- WAELE FLUIDES (LAMINARE STRÖMUNG)

Das Binghamsche Stoffgesetz (Gl.(94)) beschreibt plastische
Fluide, so beispielsweise Zahnpasta, Schlamm und näherungsweise auch den Inhalt des Darmes.

$$\tau(r) = \pm \tau_F + \mu \frac{dw}{dr} \qquad (94)$$

Das positive Vorzeichen vor der Fließspannung τ_F gilt für $dw/dr > 0$,
das negative Vorzeichen für $dw/dr < 0$. Für $\tau < \tau_F$ bewegt sich
das Medium wie ein Starrkörper, nur dort, wo die Fließspannung
überschritten wird, fließt es wie eine Newtonsche Flüssigkeit,
siehe Bild 51. Für diesen Bereich $r \geq r_F$ gilt für die Geschwindigkeitsverteilung (siehe Bild 52):

$$w(r) = -\frac{1}{4\mu} \frac{dp}{dz} (R^2 - r^2) - \frac{\tau_F}{r} (R - r) \qquad (95)$$

für den Volumenstrom gilt dann:

$$Q = -\frac{\pi}{8\mu} \frac{dp}{dz} R^4 \left[1 - \frac{8}{3} \frac{\tau_F}{R \frac{dp}{dz}} + \frac{16}{3} \left(\frac{\tau_F}{R \frac{dp}{dz}} \right) \right] \qquad (96)$$

Bei all diesen Stoffgesetzen ist vorausgesetzt, daß es sich
um eine laminare Strömung handeln soll. Bei turbulenter Strö-
mungsform käme noch ein turbulenter Schubspannungsanteil
hinzu. Diese Erweiterung würde den Umfang dieses Buches sprengen. Die dargestellten Stoffgesetze müßten, jenachdem, für welchen
speziellen Fall ein mathematisches Modell angesetzt wird, mit
in die Rechnungen einbezogen werden. Dieses wäre zumindest
für die ebene und rotationssymmetrische Strömung kein allzu-
großer Aufwand.

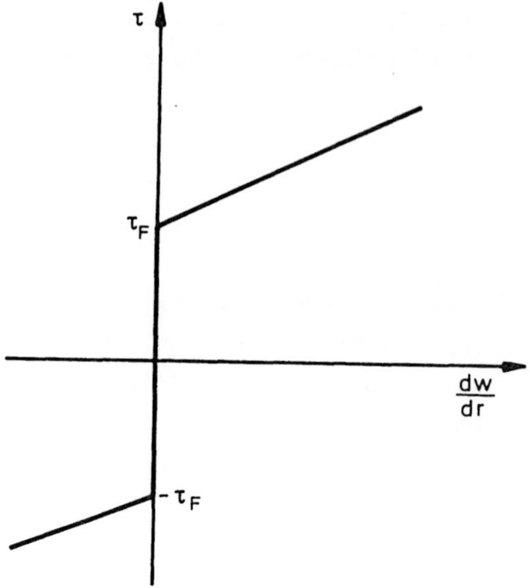

BILD 51: DAS BINGHAMSCHE STOFFGESETZ

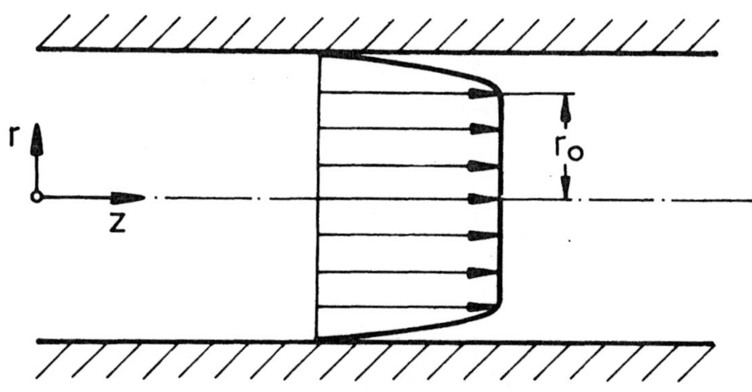

BILD 52: GESCHWINDIGKEITSVERTEILUNG EINES BINGHAM-
SCHEN FLUIDES (LAMINARE STRÖMUNG)

6.2 VISKOELASTISCHE WANDEIGENSCHAFTEN

Sämtliche Formänderungsvorgänge innerhalb eines Werkstoffes
sind mit Verlusten verbunden, die man als Dämpfung bezeichnet. Der Werkstoff geht nach der Entlastung nur dann in seinen

Ausgangszustand zurück, wenn man hinreichend lange wartet.
Treten jedoch dynamische Vorgänge auf, so muß man mit Hyste-
reseeigenschaften rechnen. Es tritt auch infolge der elastischen Nachwirkung eine Phasenverschiebung zwischen Kraft- und
Verformungsgröße auf.

Um die Darstellungsweise zu vereinfachen, sei nur ein Ein-
massenschwinger mit stabförmigen Federelement betrachtet. Hier
unterscheidet man generell drei Grundmodelle für die Werkstoffdämpfung:

HOOKESCHES MODELL:
(IDEAL ELASTISCH)

$$\sigma(t) = E \cdot \varepsilon(t) \tag{97}$$

NEWTONSCHES MODELL:
(REIN VISKOS)

$$\sigma(t) = k \frac{d\varepsilon(t)}{dt} \tag{98}$$

ST. VENANT- PRANDTLSCHES MODELL:
(IDEAL PLASTISCH)

$$\sigma(t) = \sigma_R \, \text{sgn} \left(\frac{d\varepsilon(t)}{dt} \right) \tag{99}$$

$\sigma(t)$sei die Normalspannung im Werkstoff, $\varepsilon(t)$die Dehnung. Der
Elastizitätsmodul ist mit E bezeichnet worden. k ist der Vis-
kositätskoeffizient, σ_R die Reibspannung. sgn ist die Signum-
Funktion, die das Vorzeichen der Reibspannung regelt.

Als zusammengesetzte Werstoffmodelle trifft man die folgenden
Kombinationen an:

KELVIN- VOIGT MODELL:

$$\sigma = E\varepsilon + k \frac{d\varepsilon(t)}{dt} \tag{100}$$

MAXWELL MODELL:

$$\frac{d\varepsilon(t)}{dt} = \frac{1}{E} \frac{d\sigma}{dt} + \frac{1}{k} \sigma \tag{101}$$

COULOMB MODELL: $\qquad \sigma = E\,\varepsilon + \sigma_R \; \mathrm{sgn}\left(\dfrac{d\varepsilon}{dt}\right)$ $\qquad$ (102)

WERKSTOFFDÄMPFUNGSMODELL: $\quad \sigma = E\,\varepsilon + k\,(\Omega)\,\dfrac{d\,\varepsilon(t)}{dt}$ $\qquad$ (103)

Das Kelvin- Voigt Modell beschreibt das elastisch- viskose Verhalten von Werkstoffen, insbesondere von Kunststoffen. Insofern wäre eine Anwendung dieses Modells auf eine peristaltische Strömung durchaus sinnvoll. Die Kombination nach Maxwell beschreibt das viskoelastische Verhalten eines Werkstoffes mit unbeschränkten Verformungen. Das Coulombsche Modell wiederum gibt die Elastizität mit Coulombscher Reibung wieder, während bei dem Modell für die Werkstoffdämpfung noch eine dehnungs- oder amplitudenabhängige Dämpfung mit einbezogen wird. In den Bildern 53 bis 56 sind die verschiedenen Kombinationsmodelle als Ersatzschaltbilder zusammengestellt!

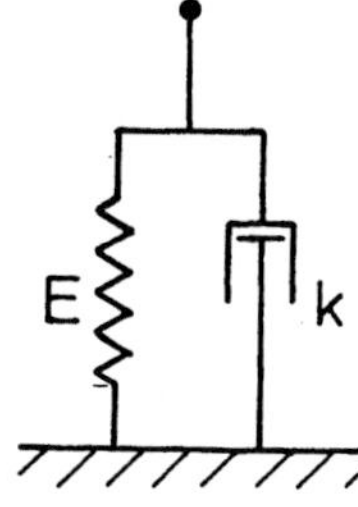

BILD 53: KELVIN- VOIGT MODELL

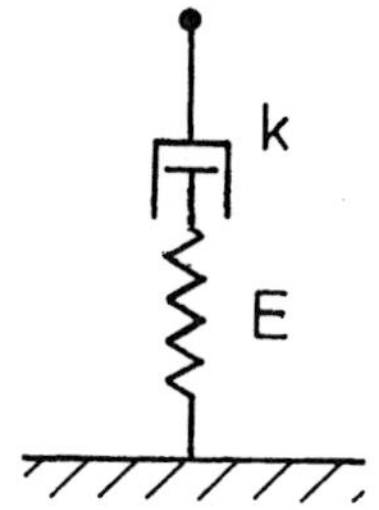

BILD 54: MAXWELL MODELL

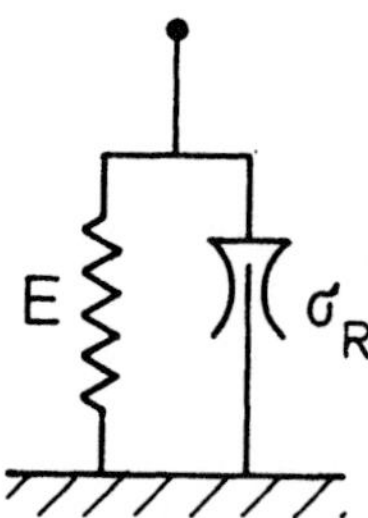

BILD 55: COULOMB MODELL

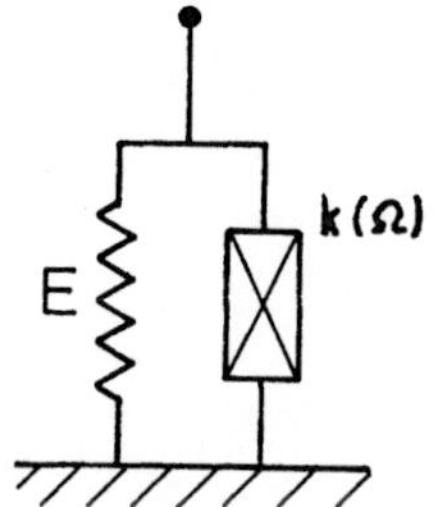

BILD 56: WERKSTOFFDÄMPFUNGS-
MODELL

6.3 DAS HOOKESCHE GESETZ FÜR DEN RÄUMLICHEN SPANNUNGSZUSTAND

Es sollen hier nur die Beziehungen für den räumlichen Spannungs- und Deformationszustand ohne Herleitung angegeben werden, da bei der Abbleitung auf die entsprechende Literatur der höheren Festigkeitslehre verwiesen werden kann. Der Spannungszustand in einem bestimmten Punkte eines elastischen Körpers ist durch die sechs Spannungskomponenten definiert: σ_x , σ_y , σ_z , $\tau_{xy} = \tau_{yx}$, $\tau_{xz} = \tau_{zx}$, $\tau_{yz} = \tau_{zy}$. x, y, z sei ein kartesisches Koordinatensystem. σ ist die Normalspannung, τ sei die Schubspannung. In den folgenden Beziehungen ist das Hookesche Gesetz für den räumlichen Spannungszustand angegeben:

$$\varepsilon_x = \frac{\partial u}{\partial x} = \frac{1}{E} \left[\sigma_x - \nu (\sigma_y + \sigma_z) \right] \tag{104}$$

$$\varepsilon_y = \frac{\partial v}{\partial y} = \frac{1}{E} \left[\sigma_y - \nu (\sigma_z + \sigma_x) \right] \tag{105}$$

$$\varepsilon_z = \frac{\partial w}{\partial z} = \frac{1}{E} \left[\sigma_z - \nu (\sigma_x + \sigma_y) \right] \tag{106}$$

$$\gamma_{xy} = \gamma_{yx} = \frac{\tau_{yx}}{G} = \frac{\tau_{xy}}{G} = \frac{\partial u}{\partial y} + \frac{\partial v}{\partial x} \tag{107}$$

$$\gamma_{yz} = \gamma_{zy} = \frac{\tau_{yz}}{G} = \frac{\tau_{zy}}{G} = \frac{\partial v}{\partial z} + \frac{\partial w}{\partial y} \tag{108}$$

$$\gamma_{zx} = \gamma_{xz} = \frac{\tau_{zx}}{G} = \frac{\tau_{xz}}{G} = \frac{\partial u}{\partial z} + \frac{\partial w}{\partial x} \tag{109}$$

$$\sigma_x = \frac{E}{1+\nu} \left[\varepsilon_x + \frac{\nu}{1-2\nu} (\varepsilon_x + \varepsilon_y + \varepsilon_z) \right] \qquad (110)$$

$$\sigma_y = \frac{E}{1+\nu} \left[\varepsilon_y + \frac{\nu}{1-2\nu} (\varepsilon_x + \varepsilon_y + \varepsilon_z) \right] \qquad (111)$$

$$\sigma_z = \frac{E}{1+\nu} \left[\varepsilon_z + \frac{\nu}{1-2\nu} (\varepsilon_x + \varepsilon_y + \varepsilon_z) \right] \qquad (112)$$

Dabei sei ε die lineare Dehnung, γ die Schiebung, ν die Querzahl des Werkstoffes, E der Elastizitätsmodul und $G = E/(2(1+\nu))$ der Gleitmodul. u, v, w sind die Verschiebungen in x, y und z- Richtung. Die Anwendung dieser allgemeinen Beziehungen auf einen Schlauch, in dem eine peristaltische Strömung vorliegt, ist sehr schwierig, da die Gleichungen sehr kompliziert werden, und hier nur kleine Dehnungen (lineare Theorie) vorausgesetzt werden dürfen. Deshalb ist man zu vereinfachenden Annahmen gezwungen, d.h. man setzt entweder einen rotationssymmetrischen oder ebenen Spannungszustand voraus. Allerdings dürfte dann der Aufwand zur Lösung des Gleichungssystemes immer noch sehr groß sein, da die Grundgleichungen der Strömungsmechanik auch noch mit einbezogen werden müssen.

6.4 DER ROTATIONSSYMMETRISCHE SPANNUNGSZUSTAND

Für einen dickwandigen Schlauch ist der rotationssymmetrische Spannungszustand von Interesse. Es wird vorausgesetzt, daß keine Randbelastung in tangentialer Richtung vorhanden ist. Dann ist der rotationssymmetrische Spannungszustand durch das alleinige Vorhandensein der Spannungen σ_r, σ_t, σ_z, und $\tau_{rz} = \tau_{zr} = \tau$ gekennzeichnet. Hierbei sei r die radiale, t die tangentiale und z die axiale Richtung. Dann sind die folgenden Deformationsgleichungen gültig:

$$\varepsilon_r = \frac{\partial u}{\partial r} = \frac{1}{E} \left[\sigma_r - \nu (\sigma_t + \sigma_z) \right] \tag{113}$$

$$\varepsilon_t = \frac{u}{r} = \frac{1}{E} \left[\sigma_t - \nu (\sigma_r + \sigma_z) \right] \tag{114}$$

$$\varepsilon_z = \frac{\partial w}{\partial z} = \frac{1}{E} \left[\sigma_z - \nu (\sigma_r + \sigma_t) \right] \tag{115}$$

$$\gamma_{rz} = \frac{\partial u}{\partial z} + \frac{\partial w}{\partial r} = \frac{2(1+\nu)}{E} \tau \tag{116}$$

ε ist wiederum die lineare Dehnung, ν die Querkontraktionszahl. u und w sind die Verschiebungen in r und z- Richtung. σ sei die Normal- und τ die Schubspannung.

Für den Sonderfall eines sehr langen kreisförmigen Rohres gelten für den mittleren Bereich die folgenden Beziehungen für die drei Spannungskomponenten, wenn vorausgesetzt wird, daß dw/dz =konst. = K ist. Diese Konstante K berücksichtigt die Lagerungsverhältnisse an den Rohrenden.

$$\sigma_r = \frac{E}{(1+\nu)(1-2\nu)} \left[(1-\nu) \frac{du}{dr} + \nu \left(K + \frac{u}{r} \right) \right] \tag{117}$$

$$\sigma_t = \frac{E}{(1+\nu)(1-2\nu)} \left[(1-\nu) \frac{u}{r} + \nu \left(\frac{du}{dr} + K \right) \right] \tag{118}$$

$$\sigma_z = \frac{E}{(1+\nu)(1-2\nu)} \left[(1-\nu) K + \nu \left(\frac{du}{dr} + \frac{u}{r} \right) \right] \tag{119}$$

Mit den Gleichgewichtsbeziehungen

$$\frac{d}{dr}\,(\,r\,\sigma_r\,) - \sigma_t + R\,r = 0 \tag{120}$$

$$\frac{d}{dr}\,(\,r\,\tau\,) = 0 \tag{121}$$

erhält man dann für den Sonderfall eine Differentialgleichung für die Radialverschiebung u = u(r):

$$\frac{d^2 u}{dr^2} + \frac{1}{r}\,\frac{du}{dr} - \frac{u}{r^2} = -\,\frac{(1+v)(1-2v)}{E\,(1-v)}\,R \tag{122}$$

Für die verschiedenen Lagerungsfälle an den Rohrenden können dann die Gleichungen (117), (118), (119) und (112) intergiert werden. Hier sei auf die entsprechende Literatur in der Festigkeitslehre verwiesen, die im speziellen Literaturverzeichnis zu finden ist.

Für den Sonderfall eines dickwandigen kreiszylindrischen Rohres (Bild 57), das durch einen Innendruck p_i und einem Außendruck p_a belastet ist, sind die Gleichungen für die Radial-und Tangentialspannung angegeben:

$$\sigma_r = \frac{1}{r_a^2 - r_i^2}\left[\,p_a\,r_a^2 - p_i\,r_i^2 + (p_i - p_a)\,\frac{r_i^2\,r_a^2}{r^2}\,\right] \tag{123}$$

$$\sigma_t = \frac{1}{r_a^2 - r_i^2}\left[\,p_a\,r_a^2 - p_i\,r_i^2 - (p_i - p_a)\,\frac{r_i^2\,r_a^2}{r^2}\,\right] \tag{124}$$

Die Bezeichnungen korrespondieren zu Bild 57.

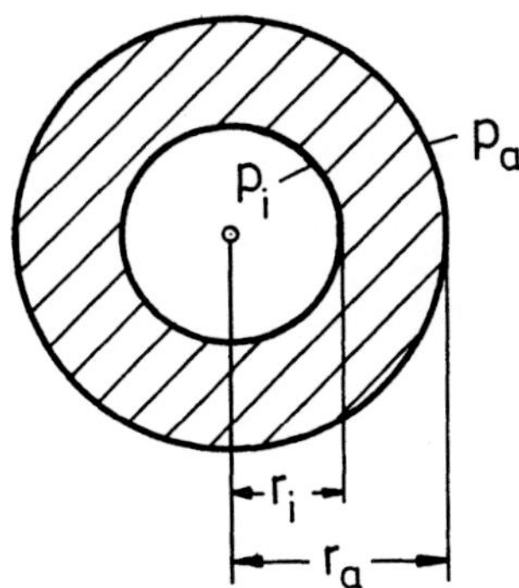

BILD 57: BEZEICHNUNGEN AM DICKWANDIGEN ROHR

6.5 DER EINFLUSS DER WANDRAUHIGKEIT AUF DIE STRÖMUNG

Die Innenseite der verschiedenen Gefäße, wie Harnleiter, Eileiter und Dünndarm sind nicht etwa "hydraulisch" glatt, sondern weisen weisen eine mehr oder weniger große Rauhigkeit auf.
Diese Wandrauhigkeit beeinflußt die Strömung insofern, als an
der Wand Energie dissipiert wird, d. h. es treten Verluste auf.
Dieser Druckverlust soll hier für den Fall der ebenen oder
rotationssymmetrischen Strömung angegeben werden [60].

Für die laminare Strömung ist die Reynoldszahl Re^* der entschei-
dende Parameter. Die Reynoldszahl wird hier jedoch nicht mit
der Wellengeschwindigkeit c, sondern mit der mittleren Strö-
mungsgeschwindigkeitskomponente $\overline{w}$ in z- Richtung gebildet:

$$Re^* = \frac{d_h \cdot \overline{w}}{\nu} \qquad (125)$$

Hierbei sei d_h der sogenannte hydraulische Durchmesser (siehe
Gl.(126)). Für einen kreisförmigen Strömungsquerschnitt gilt
$d = d_h$. $\nu = \mu / \varrho$ sei die kinematische Viskosität der Flüssigkeit.
Der hydraulische Durchmesser ist wie folgt definiert:

$$d_h = \frac{4A}{U} \qquad (126)$$

Unter A ist der Strömungsquerschnitt und unter U der von der
Flüssigkeit benetzte Kanalumfang des Strömungsquerschnittes

zu verstehen. Dazu zählen selbstverständlich auch nicht-
kreisförmige Querschnitte. Gl.(126) kann beispielsweise durchaus auf das sternförmige Lumen des Harnleiters angewandt werden. Der Verlustfaktor λ (Rohrreibungszahl) für die laminare
Strömung ist durch die folgende Beziehung gegeben:

$$\lambda = \frac{64}{Re^*} \tag{127}$$

Der Druckverlust Δp_v infolge der Wandrauhigkeit ist in der
folgenden Gleichung angegeben.

$$\Delta p_v = \lambda \cdot \frac{\ell}{d_h} \cdot \frac{\varrho}{2} \, \overline{w}^2 \tag{128}$$

ℓ sei die Länge des Rohres, ϱ die Dichte des Fluides und $\overline{w}$ die
mittlere axiale Strömungsgeschwindigkeit. Es wird hier bei der
Rohrströmung eine Newtonsche Flüssigkeit vorausgesetzt. Die
mittlere Geschwindigkeit ergibt sich, indem die parabolische
Geschwindigkeitsverteilung (Hagen- Poiseuillesches Gesetz, Gl.
(89)) über dem Querschnitt gemittelt wird. Es ergibt sich dann
$\overline{w} = 1/2 \cdot w(r=0)$, wobei $w(r=0)$ die maximale Geschwindigkeit in
der Rohrmitte ist (siehe Bild 48).

Die Rohrströmung ist nach $Re^* > 2320$ turbulent. Für eine turbu-
lente Rohrströmung gibt es nun verschiedene Gleichungen für
die Rohrreibungszahl λ, jenachdem ob ein hydraulisch glattes
oder ein rauhes Rohr vorliegt.

Für das hydraulisch glatte Rohr bei turbulenter Durchströmung
gilt die Gleichung nach Blasius [60],

$$\lambda = 0,3164 \cdot Re^{*-0,25} \tag{129}$$

während für den Übergangsbereich glatt- rauh die Beziehung nach
Prandtl- Colebrook angewandt werden kann:

$$\lambda = \frac{1}{\left[-2 \log \left(\frac{2,51}{Re^*\sqrt{\lambda}} + \frac{k_s/d_h}{3,71} \right) \right]^2} \tag{130}$$

Die Rohrreibungszahl λ muß aus der letzten Gleichung itera-
tiv ermittelt werden. Für das hydraulisch glatte Rohr gilt
bei turbulenter Strömung die Gleichung nach Prandtl- Niku-
radse:

$$\lambda = \frac{1}{\left(-2\log\frac{k_s/d_h}{3,71}\right)^2} \tag{131}$$

Man erkennt, daß in Gl. (130) neben der Reynoldszahl Re^* als
weiterer Parameter die sogenannte Wandrauhigkeit k_s eingeht.
In Gl. (131) ist die Rohrreibungszahl nur noch von k_s abhängig. Eine Auswahl der Werte von k_s für bestimmte Oberflächenbe-
schaffenheiten findet man beispielsweise in [60] oder anderen
Grundlagenbücher der Strömungsmechanik. Die mittlere Geschwindigkeit bei turbulenter Rohrströmung kann für rauhe und glatte
Rohre nach der folgenden Beziehung berechnet werden:

$$w = \overline{w}\sqrt{\frac{\lambda}{8}}\left[5,74\log\left(\frac{r}{d_h}Re^*\sqrt{\frac{\lambda}{8}}\right)+5,46\right] \tag{132}$$

In [60], sowie in anderen Büchern der Strömungslehre findet man
die Rohrreibungszahl λ über der Reynoldszahl Re^* für die verschiedenen Bereiche aufgetragen. Parameter ist die Wandrauhigkeit k_s. Im speziellen Literaturverzeichnis sind einige Bücher
angegeben, die die Grundlagen der Strömungsmechanik vermitteln,
und einige Literatur der weiterführenden und speziellen Strömungslehre.

6.6 DER EINFLUSS VON QUERSCHNITTSÄNDERUNGEN AUF DIE ROHRSTRÖMUNG

Für die Stromfadetheorie (eindimensionale Strömung) soll der
Einfluß von Querschnittsänderungen auf die Rohrströmung in
kurzer Form aufgezeigt werden. Die Strömungsverluste in Rohr-
leitungen setzen sich in der Regel aus den Energieverlusten
in den geraden Leitungsabschnitten und der Summe der Leitungs-
einbauten wie Verengungen, Erweiterungen, Krümmungen etc. zu-
sammen. Der Druckverlust infolge Wandrauhigkeit wurde bereits

im letzten Unterkapitel hergeleitet. Ähnlich wie in Gl.(128)
wird der Druckverlust infolge Querschnittsveränderungen dem
dynamischen Druck $\varrho/2\ \bar{w}^2$ proportional gesetzt:

$$p = \zeta \ \frac{\varrho}{2} \ \bar{w}^2 \tag{133}$$

ζ ist die Widerstandszahl oder Verlustziffer infolge einer
Querschnittsveränderung. Für die Peristaltik sind praktisch nur
Querschnittsveränderungen (Stennose) und Krümmungen (Strömungs-
umlenkung) von Interesse.

Entsprechend dem Grad der Umlenkung sind die Verlustfaktoren
für die verschiedenen Krümmungen unterschiedlich groß. Für
kreisbogenförmige Rohrkrümmer von $\alpha = 90^{\circ}$ und einem Verhältnis $R_{kr}/(2R) = 1\dots\dots 10$ sind die Verlustziffern $\zeta = 0,5 \dots 0,2$.
Für Krümmer, die die Strömung in einem spitzen Winkel ablenken,
sind die Widerstandszahlen entsprechend geringer. Eine Auswahl von Verlustziffern für verschiedene Rohrkrümmer findet
man in der entsprechenden Literatur der Strömungsmechanik. R_{kr}
sei der Krümmungsradius, α der Winkel, um den die Strömung abge-
lenkt wird.

Bei unstetigen Querschnittserweiterungen gilt für die Verlustziffer:

$$\zeta = (\frac{d_2^2}{d_1^2} - 1)^2 \tag{134}$$

Hierbei sei unter d_2 der Durchmesser des größeren und unter d_1
der Durchmesser des kleineren Rohrstückes zu verstehen.

Für unstetige Querschnittsverengungen kann keine analytische Beziehung für ζ angegeben werden. Für ein Verhältnis
$(d_2/d_1)^2 \leqslant 0,1$ ist die Widerstandszahl bei einem scharfkantigen Einlauf $\zeta = 0,5$. Bei gebrochener Kante sind die Werte entsprechend niedriger [60].

Für örtliche Rohrverengungen (Stenosen) muß sowohl die Einschnürung des Strahles als auch das Öffnungsverhältnis $(d/d_1)^2$
berücksichtigt werden. d_1 sei der Durchmesser der Verengung.

Entsprechende Werte für ζ findet man in der einschlägigen
Literatur der Strömungsmechanik (siehe spezielles Literaturverzeichnis).

Eine sehr ausführliche theoretische Untersuchung bezüglich
Querschnittserweiterungen und Verengungen ist für die ebene
Strömung von Cheng, Clark und Robertson[1] durchgeführt worden. Sie gehen von der Wirbeltransportgleichung für die ebene Strömung aus. Für das Fluid wird das Newtonsche Stoffgesetz
herangezogen. Selbstverständlich treten bei der zweidimen-
sionalen Betrachtungsweise infolge Querschnittsveränderungen
unter Umständen Wirbel auf, die in der Stromfadentheorie ein-
fach durch den Verlustfaktor ζ berücksichtigt worden. Bild
58 zeigt die Stromlinien und Wirbelverteilung für einen er-
weiterten und verengten Strömungsquerschnitt. Es handelt sich
um eine pulsierende Strömung mit der Frequenz f. Folgende
Definitionen wurden benutzt:

$$T = t/(D^2/\nu) \tag{135}$$

$$\beta = D^2 2\pi f/\mu \tag{136}$$

$$K = \varrho \cdot D^3/\mu^2 \cdot \left| dP/dx \right| \tag{137}$$

$$\Theta = \beta \cdot T \tag{138}$$

T sei die normierte Zeit, D die Kanalbreite, ν die kinematische Viskosität des Fluides. Die Stokes- Zahl ist mit β bezeichnet worden. K sei die Karman Zahl. Der normierte Druck ist
mit P, die normierte axiale Ortskoordinate mit X bezeichnet
worden.

---

(1) CHENG,L.L.C.,CLARK,E.,ROBERTSON,J.M.: Pane periodic flow
    predictions for fusiform aneurysms. J. of the Eng. Mech.
    Div. EM1,S.31- 48 (1978)

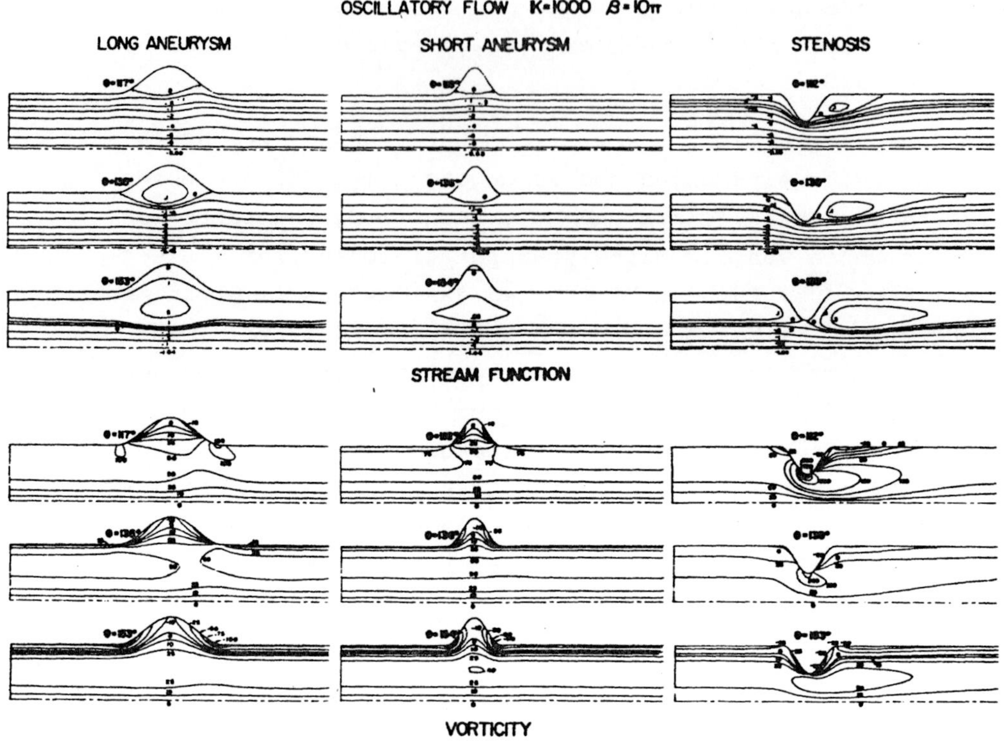

BILD 58: STROMLINIEN- UND WIRBELVERTEILUNG BEI QUER-
SCHNITTSVERÄNDERUNGEN FÜR DIE PULSIERENDE
STRÖMUNG

In den Bildern 59 und 60 sind weitere Verläufe der Stromlinien und der Wirbelstärke für die pulsierende Strömung dargestellt.

LONG ANEURYSM

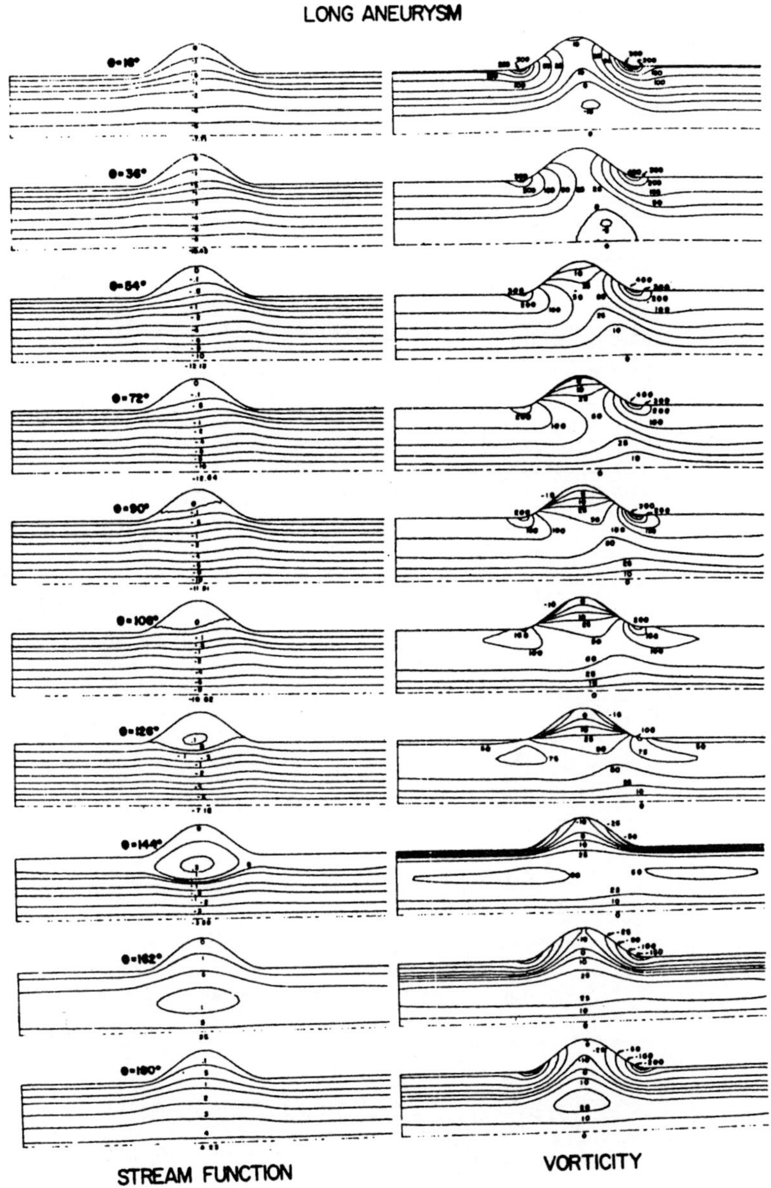

BILD 59: STROMLINIEN- UND WIRBELSTÄRKENVERTEILUNG BEI FLACHER QUERSCHNITTSERWEITERUNG

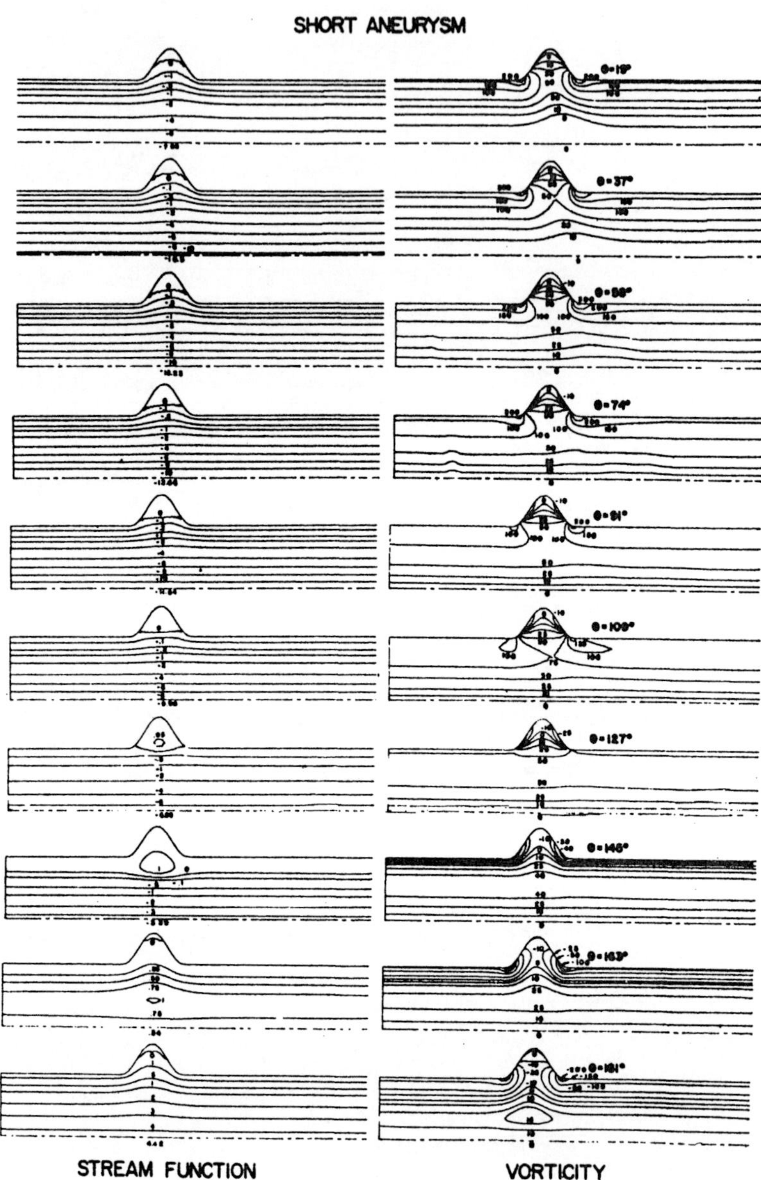

BILD 60: STROMLINIEN- UND WIRBELSTÄRKENVERTEILUNG BEI KURZER QUERSCHNITTSERWEITERUNG

7. ZUSAMMENFASSUNG

Diese Arbeit vermittelt eine Übersicht über die peristaltischen Untersuchungen in Theorie und Experiment. Nach einführenden Betrachtungen über diesen Themenkreis wird auf die Physiologie Bezug genommen. Verschiedene Arbeiten, einschließlich der Messungen in vivo, werden erläutert. Insbesondere wird die Anatomie und Physiologie des Harnleiters beschrieben, da er in vielen Veröffentlichungen eine gewisse Sonderstellung einnimmt. Urometrogramme und entsprechende graphische Beziehungen über die verschiedenen Abhängigkeiten und geometrischen Verhältnisse sind angegeben. Die komplizierte Funktion des Harnleiters scheint im Prinzip klar zu sein, allerdings findet sich ein gewisser Widerspruch in den verschiedenen Arbeiten bezüglich der Tatsache, daß Bakterien von der Blase über den Harnleiter in das Nierenbecken gelangen. Einerseits wird behauptet, daß dieses durch Reflux (negative Partikelverschiebung) hervorgerufen wird, andererseits hat man es bei einem gesunden Ureter mit einer okklusiven Bewegung zu tun. Neuerdings wird über die Einbeziehung der viskoelastischen Eigenschaften der Wände versucht, diesen Sachverhalt zu klären.

Bei der Nachbildung einer peristaltischen Strömung im Experiment sind grundsätzlich zwei Versuchsanordnungen anzutreffen. Bei beiden Modellen wird stets nur eine Wand bewegt. Die Geometrie des ebenen Kanales ist insofern unterschiedlich, als die Kanalachse gerade oder kreisbogenförmig verläuft. Für die rotationssymmetrische Strömung ist kein Versuchsmodell bekannt. Der Grund ist wohl in den enormen konstruktiven Schwierigkeiten zu suchen, eine rotationssymmetrische Strömung im Experiment nachzubilden. Nach der Beschreibung der Versuchsstände erfolgt die Beschreibung der Phänomene Rückströmung, Reflux, Trapping und der verschiedenen Abhängigkeiten des Volumenstromes und des äußeren Druckgradienten vom Amplitudenverhältnis und der Reynoldszahl anhand entsprechender Versuchsergebnisse.

Anschließend werden die Grundgleichungen der Strömungsmechanik angegeben und die Sonderfälle, wie ebene und rotationssymmetrische Strömung diskutiert. Auf die Randbedingungen und die Gleichungen für die Wandbewegung wird ausführlich eingegangen. Die schleichende Strömung und die langwellige Bewegung werden erläuert. Desweiteren wird eine Übersicht über die mathematischen und numerischen Lösungsmethoden gegeben. Ein entsprechendes Literaturverzeichnis über die Lösungsverfahren ist angegeben.

Insbesondere wird eine Übersicht vermittelt über die zahlreichen theoretischen Arbeiten und den darin getroffenen Vereinfachungen. Anschließend werden einige mathematische Modelle des Harnleiters, des Dünndarmes und des Samenleiters einschließlich der Ergebnisse vorgestellt und erläutert. Speziell beim Ureter ist die Übereinstimmung zwischen Theorie und Experiment vorzüglich.Bei den Berechnungen bezüglich des Dünndarmes ist es unbedingt erforderlich, nicht, wie beschrieben, ein Newtonsches Fluid vorauszusetzen, sondern ein plastisches Stoffgesetz, beispielsweise nach Bingham anzusetzen.

Weiterhin werden Arbeiten erläutert, in der die elastischen Eigenschaften der Gefäßwände mit einbezogen worden sind. Für sehr hohe Reynoldszahlen können sich die elastischen Wände und die Nichtlinearitäten sehr störend auf die peristaltische Strömung auswirken. Der Einfluß der nichtlinearen konvektiven Beschleunigungsterme und der Viskosität der Flüssigkeit werden ausführlich erläutert. Hierbei zeigt sich, daß die reibungsfreie Strömung die Peristaltik nicht hinreichend beschreibt.

Desweiteren werden Möglichkeiten aufgezeigt, Nicht- Newtonsche Effekte des Fluides mit in die Berechnungen einzubeziehen. Verschiedene Werkstoffmodelle werden kurz erläutert. Die Grundgleichungen der Elastomechanik, insbesondere die Beziehungen für dicke Rohre sind aufgeführt. Schließlich wird der Einfluß der Wandrauhigkeit und der Einfluß unstetiger Querschnittsveränderungen auf die Rohrströmung erläutert. In einem speziellen Literaturverzeichnis sind verschiedene Grundlagenbücher und weiterführende Arbeiten und Aufsätze über die Strömungsmechanik, deren Lösungsmethoden, die Elastomechanik und die Werkstoffdämpfung aufgeführt, so daß einem Nichtfachmann der Einstieg in die Theorie ermöglicht wird.

Zusammenfassend läßt sich feststellen, daß die experimentelle und theoretische Behandlung einer peristaltischen Strömung sehr umfassend ist, allerdings ohne die Einbeziehung der viskoelastischen Wandeigenschaften. Die Berücksichtigung der Dämpfungseigenschaften der Gefäßwände wäre notwendig, da dieser Einfluß nicht zu vernachlässigen ist. Insbesondere sind für verschiedene Fluide in der Physiologie die Anwendung Nicht- Newtonscher Stoffgesetze erforderlich.

8. LITERATURVERZEICHNIS

[1] ALBRECHT,K.,F.,EIGLER, F.W.:Ableitende Harnwege. In:Klinische Pathophysiologie, Hrsg.:Walter Siegenthaler. Stuttgart, Georg Thieme Verlag, 2. Auflage, S. 851 - 856 (1973)

[2] BARTON,C.,RAYNOR,S.:Peristaltic flow in tubes. Bulletin of mathem. Biophysics 30, S. 663 - 680 (1968)

[3] BOYARSKY,S., WEINBERG, S.:Urodynamic concepts. In:Urodynamics upper lower urinary tract. Ed. by Lutzeyer, W. and Melchios, H., Springer Verlag (1973)

[4] BROWN, T., D.,HUNG, T., K.:Computational and experimental investigations of two- dimensional nonlinear peristaltic flows. J. Fluid Mech. 83, 2, S. 249 - 274 (1977)

[5] BURNS, J.,C.,PARKES, T.:Peristaltic motion. J. Fluid Mech. 29, S. 731 - 743 (1967)

[6] CANNON, W. B.: Peristalsis, Segmentation, and the myenreric reflex. Americ. J. Physiology 30, 1, S. 114 - 128 (1912)

[7] CANONG, W.,F.: Medizinische Physiology. Springer Verlag (1971)

[8] CHOW, T.S.: Peristaltic transport in a circular cylindrical pipe. J. appl. Mech. 37, S. 901 - 905 (1970)

[9] CHRISTENSEN, J.,MACAGNO,E.O.,MELVILLE,J.G.:Motility and flow in small intestine. J. of the Engineering Mech. Div. 104, 1, S. 11 - 29 (1978)

[10] ECKSTEIN,E.:Experimental and theoretical pressure studies of peristalting pumping. Massachusetts Inst. of Technology Cambridge, Mass. (1970)

[11] FUNG,Y.C.B.,YIH,C.S.:Peristaltic transport. J. Appl. Mech.35
S. 669 - 675 (1968)

[12] FUNG,Y.C.: Peristaltic pumping: a bioengineering model
In:Urodynamics of the ureter and renal pelvis. Ed. by
Boyarsky,S. et. al., Academic Press, New York, S. 176-198
(1971)

[13] FUNG,Y.C.:Muscle controlled flow. Dev. in Mech., Proc.of
the 12 th Midwestern Mech. Conf. 6, S.33-61 (1971)

[14] GUHA,S.K.,KAUR,H.,AHMED,A.M.: Mechanics of spermatic fluid
transport in the vasdeferens. Med. Biol. Eng. (1976)

[15] GUPTA,B.B.,SESHARDI,V.:Peristaltic pumping in non- uni-
form tubes. J. Biomech. 9, S. 105- 109 (1976)

[16] HANIN,M.:The flow through a channel due to transversely
moving wall. Israel J. of Techn. 6, S. 67- 71 (1968)

[17] HUNG,T.K.,BROWN,T.D.:Solid- particle motion in two- dimensional peristaltic flows. J. Fluid Mech. 73, 1, S. 77- 96
(1976)

[18] HUNG,T.K.:Vortices in pulsatile flows. Proc. 5 th Int. Congr.
Rheol. 2, S. 115- 127 (1970)

[19] JAFFRIN,M.Y.,SHAPIRO,A.H.: Discussion of the paper: "peristaltic transport", FUNG, YIH, and the authors colsure. J.
Appl. Mech. 36, S. 379- 381 (1969)

[20] JAFFRIN,M.Y.:Inertia and streamline curvature effects on
peristaltic pumping. Proc. of the 7 th Annual Meeting of the
Soc. of Eng. Science (1971)

[21] JAFFRIN,M.Y.,SHAPIRO,A.H.:Peristaltic pumping. Annual
Rev. of Fluid Mech. 3, S. 13- 76 (1971)

[22] KIIL,F.:Urinary flow and uteral peristalsis. In:Urodyn.,
apper and lower urinary tract, Ed. by Lutzeyer and Mel-
chior, Springer Verlag (1973)

[23] LAMB,H.:Hydrodynamics. Dover Publications, New York (1945)

[24] LATHAM,W.:Fluid motions in a peristaltic pump. Massachusetts Inst. of Techn., Cambridge, Mass.(1966)

[25] LEW,H.S.,FUNG,Y.C.B.,LOWENSTEIN C.B.:Peristaltic carrying
and mixing of the chyme in the small intestine. J. Biomech. 4, S. 297- 315 (1971)

[26] LI,C.H.:Peristaltic transport in circular cylindrical tubes. J. Biomech. 3, S. 513- 523 (1970)

[27] LIEBAU,G.:Prinzipien ventilloser Pumpen, abgeleitet vom
menschlichen Blutkreislauf. Naturwissenschaften, 42,11,
S. 339- 349 (1955)

[28] LYKOUDIS,P.S.,ROOS,R.:The fluid mechanics of the ureter
from a lubrication theory point of view. J. Fluid Mech. 43,
S. 661- 674 (1970)

[29] MAC CORMACK,R.W.:The effect of viscosity in hypervelocity
impact cratering. AIAA- Paper , 69- 354,(1969)

[30] MAHRENHOLTZ,O.:Zur Pumpwirkung kollabierfähiger venillo-
ser Schläuche. Ingenieurarchiv, 43, S. 173- 182 (1974)

[31] MAHRENHOLTZ,O.:Biologische Strömungen. ZAMM 55, S. 27-39
(1975)

[32] MANK,M.G.:Berechnung der peristaltischen Flüssigkeits-
förderung mit der Methode der finiten Elemente. Dissertation, TU Hannover (1976)

[33] MANOR,H.,POPPER,J.B.:Fluid transfer by means of progressi-
ve transverse waves. Israel J. of Techn. 2, S. 278- 280
(1964)

[34] MEGINNIS,J.R.:An analytical investigation of flow and
hemolysis in peristaltic- type blood pumps. Massachusetts
Inst. of Techn., Cambridge, Mass. (1970)

[35] MITTRA,T.K.,PRASAD,S.N.:On the influence of wall properties and poiseuille flow in peristalsis. J. Biomech. 6,
S. 681- 693 (1973)

[36] MORETTI,G.:The choice of a time- dependent technique in
gas dynamics. AGARD- LS- 48, S.11.1- 11.28 (1972)

[37] NAYFEH,A.H.:Pertubation methods. John Wiley and Sons, New
York (1973)

[38] NEGRIN,M.P.,SHACK,W.J.,LARDNER,T.J.:A note on peristaltic
pumping. J. Appl.Mech. 96, S.520- 521 (1974)

[39] OSTRACH,S.:Basic engineering prinziples of uretal flow. In:
Urodynamics, hydromechanics of the ureter and renal pelvis. Ed. by Boyarsky et. al. , Academic Press,New York
(1971)

[40] PETERS,H.J.:Harnleiterdynamik. Habilitationsschrift, Universität Heidelberg (1975)

[41] RATH,H.J.:Berechnungen zu einem ventillosen Pumpprinzip.
Dissertation TU Hannover (1976)

[42] RATH,H.J.,TEIPEL,I.:Der Fördereffekt in ventillosen, elastischen Leitungen. ZAMP 29, S. 123- 133(1978)

[43] RATH,H.J.:Über peristaltische Strömungen in elastischen
Leitungen. ZAMM 59, 3)4 (1979)

[44] RATH,H.J.:Ein Beitrag zur Berechnung einer peristaltischen Strömung in elastischen Leitungen. Acta Mechanica
31 (1978)

[45] RICHTMYER,R.D.,MORTON,K.W.:Difference methods for initi-
al- value problems. Interscience Publishers, John Wiley
(1967)

[46] ROOS,R.,LYKOUDIS,P.S.:The fluid mechanics of the ureter
with an inserted catheter. J. Fluid Mech. 46,S. 625- 630
(1971)

[47] SCHMIDT,L.:Peristaltik- ein physiologisches Phänomen in
Theorie und Experiment. Diplomarbeit (unveröffentlicht)
Institut für Mechanik, TU- Hannover (1974)

[48] SCHNEIDER,M.,REIN,H.:Physiologie des Menschen. Springer
Verlag (1960)

[49] SHAPIRO,A.H.,LATHAM,T.W.:On peristaltic pumping. Proc.
of the Annual Conf. on Eng. in Medicine and Biology, San
Francisco, California 8, S. 147 (1966)

[50] SHAPIRO,A.H.:Pumping and retrograde diffusion in peri-
staltic waves. Proc. Workshop on Uretal Reflux in Children.
National Academy of Science, Natural Research Council,
S. 109- 126 (1967)

[51] SHAPIRO,A.H.,JAFFRIN,M.Y.,WEINBERG,S.L.:Peristaltic pumping
with long wavelengths at low reynoldsnumber. J. Fluid Mech.
37, S. 799- 825 (1969)

[52] SHAPIRO,A.H.,JAFFRIN,M.Y.:Reflux in peristalting pumping:
Is it determined by eulerian or lagrangian mean velocity?
J. Appl. Mech. 38, S. 1060- 1062 (1971)

[53] TEIPEL,I.:Nichtlineare Wellenausbreitungsvorgänge in elastischen Leitungen. Acta Mechanica 16, S. 93- 106 (1973)

[54] TONG,P.,FUNG,Y.C.B.:Slow particulate viscous flow in channels
and tubes- Application to biomechanics. J. Appl. Mech. 38,
S. 721- 728 (1971)

[55] TONG,P.,VAWTER,D.:An analysis of peristaltic pumping. J.
Appl. Mech. 39, S. 857- 862 (1972)

[56] WEINBERG,S.L.,ECKSTEIN,E.C.,SHAPIRO,A.H.:An experimental
study of peristaltic pumping. J. Fluid Mech. 49, S. 461-
479 (1971)

[57] WEINBERG, S.L.:Ureteralfunction, 1. Simultaneous monito-
ring of ureteral peristalsis. Investigative Urology 13,5,
S. 103- 107 (1974)

[58] WEINBERG,S.L.:Ureteral funktion, 3. The catheter and the
geometry of the ureter. Investigative Urology 13,5, S. 339-
345 (1976)

[59] WHIRLOW,D.K.,ROULEAU,W.T.:Peristaltic flow of a viscous
liquid in a thick- walled elastic tube. Bull. Math. Biophysics 27, S. 355- 370 (1965)

[60] WIEGHARDT,K.:Theoretische Strömungslehre. B.G. Teubner Verlag, Stuttgart (1969)

[61] YIN,F.C.P., FUNG,Y.C.B.:Peristaltic waves in circular cylindrical tubes. J. Appl.Mech. 36, S. 579- 587 (1969)

[62] YIN,F.C.P.,FUNG,Y.C.B.:Comparsion of theory and experiment in peristaltic transport. J. Fluid Mech. 47, S. 93-112 (1971)

[63] ZIELKE,W.:Elektronische Berechnung von Rohr- und Gerinneströmungen. E. Schmidt Verlag, Berlin (1974)

[64] ZIEN,T.F.,OSTRACH,S.:A long- wave approximation to peristaltic motion. J. Biomech. 3, S. 63- 75 (1970)

[65] ZIMMERMANN,R.U.:Der Einfluss der Wellenform auf die peristaltische Förderung. Abschlussarbeit Biomedizinische Technik (unveröffentlicht), Institut für Mechanik, TU Hannover (1977)

[66] ZURMÜHL,R.:Praktische Mathematik. Springer Verlag (1957)

8.1 <u>SPEZIELLE LITERATUR</u>

In diesem Unterkapitel sollen insbesondere einführende sowie weiterführende Literaturangaben bezüglich der Strömungslehre, deren Lösungsverfahren , der Festigkeitslehre und der Werkstoffdämpfung gemacht werden. Einige dieser Bücher sind bereits im Literaturverzeichnis aufgeführt.

8.1.1 <u>STRÖMUNGSMECHANIK</u>

<u>ALLGEMEINE, EINFÜHRENDE LITERATUR</u>

[67] GERSTEN,K.:Einführung in die Stömungsmechanik. Studienbücher Naturwissenschaft und Technik, Bertelsmann Universitätsverlag, Düsseldorf (1974)

[68] KAEPPELI,E.:Strömungslehre I, Blaue TR Reihe, Verlag Technische Rundschau, Hallwag Verlag, Berlin, Stuttgart (1974)

[69] KALIDE,W.:Einführung in die technische Strömungslehre. Hanser. Verlag, München (1968)

[70] ECK,B.:Technische Strömungslehre. Springer Verlag (1966)

[71] PRANDTL,L.:Führer durch die Strömungslehre. Vieweg Verlag, Braunschweig (1965)

[72] TRUCKENBRODT,E.:Strömungsmechanik. Springer Verlag (1968)

[73] BECKER,E.:Technische Strömungslehre. Teubner Verlag Stuttgart (1971)

WEITERFÜHRENDE UND SPEZIELLE LITERATUR

[74] OSWATITSCH,K.:Gasdynamik, Springer Verlag (1952)

[75] SCHLICHTING,H.:Grenzschichttheorie. Braun Verlag, Karlsruhe (1958)

[76] ROTTA,J.C.:Turbulente Strömungen. Teubner Verlag, Stuttgart (1972)

[77] ZIEREP,J.:Vorlesungen ueber theoretische Gasdynamik. Braun Verlag, Karlsruhe (1963)

[78] ZIEREP,J.:Aehnlichkeitsgesetze und Modellregeln der Strömungslehre. Braun Verlag, Karlsruhe (1972)

[79] WUEST,W.:Strömungsmesstechnik. Vieweg Verlag, Braunschweig (1969)

[80] WIEGHARDT,K.:Theoretische Strömungslehre. Teubner Verlag (1965)

[81] LAMB,H.:Lehrbuch der Hydromechanik. Springer Verlag (1931)

8.1.2 <u>LÖSUNGSMETHODEN IN DER STRÖMUNGSMECHANIK</u>

[82] DOUGLAS,J.F.:Solution of problems in fluid mechanics.Part i, Pitman Publishing, Bath (1970)

[83] COLLATZ,L.:The numerical tratment of differential equations. Springer Verlag (1966)

[84] COURANT,R.,HILBERT,D.:Methoden der mathem. Physik. Springer Verlag (1968)

[85] LAX,P.D.:Weak solutions of nonlinear hyperbolic equations and their num. computation. Com. Pure and Appl. Mech. 7,1-4 (1954)

[86] RALSTON,A.,WILF,H.S.:Mathematische Methoden für Digitalrechner. Oldenburg Verlag (1972)

[87] RICHTMEYER,R.D.,MORTON,K.W.:Differencemethods for initial- value problems. Interscience Publishers, John Wiley (1967)

[88] SAUER,R.:Anfangswertprobleme bei partiellen Differentialgleichungen. Springer Verlag (1958)

[89] ZIELKE,W.:Elektronische Berechnung von Rohr- und Gerinneströmungen. E. Schmidt Verlag , Berlin (1974)

90 CHUNG,T.J.:Finite element analysis in fluid dynamics.
Mc Graw- Hill, New York (1978)

91 HILDEBRAND,F.B.:Introduction to numerical analysis. Mc
Graw- Hill, New York (1956)

8.1.3 FESTIGKEITSLEHRE

92 HOLZMANN,G.,MEYER,H.,SCHUMPICH,G.:Technische Mechanik, Teil 3,
Teubner Verlag, Stuttgart (1968)

93 SZABO,I.:Einführung in die technische Mechanik. Springer
Verlag (1966)

94 SZABO,I.:Höhere technische Mechanik. Springer Verlag (1972)

95 FLügge,W.:Festigkeitslehre. Springer Verlag (1967)

96 TIMOSHENKO,S.,LESSELLS,I.M.:Festigkeitslehre. Springer Verlag (1928)

8.1.4 WERKSTOFFDÄMPFUNG

97 SCHAEFFER,G.:Ein Beitrag zum Schwingungs- und Dämpfungs-
verhalten von Werkstoffmodellen. Diss. TU Hannover (1966)

98 FEDERN,K.:Verhalten von Werkstoffen bei Schwingungen. VDI
Bildungswerk, Beitrag BW 814

99 COX,R.H.:Wave propagation through a newtonian fluid contained within a thick- walled, visco- elastic tube:the influence of wall compressibility. J of Biomech. 3, S. 317-
335 (1970)

100 COX,R.H.:Wave propagation through a newtonian fluid contained within a thick- walled, vico- elastic tube. J. of Biomech. 8, S. 691- 709 (1968)

101 BERGEL,D,H.:The visco- elastic properties of the arterial wall. Thesis. Univ. of London (1960)

102 GOEDHARD,W.J.A.,KNOOP,A.A.:A model of the arterial wall. J. of Biomech. 6, S.281 - 288 (1973)

103 GROSS,B.:Mathematical strukture of the theory of visco-elasticity. Hermann, Paris (1953)

104 MIRSKY,I.:Pulse velocities in initially stressed cylindrical rubber tubes. Bull. of Mathem. Biophys. 30, S.299-306 (1968)

105 PETERSON,L.H.:Properties and behaviour of the living vascular wall. Physiological Rev. 42, S. 309- 327 (1962)

106 APTER,J.T.:Mathematical developement of a physical model of some visco- elastic properties of the aorta. Bull. of Mathematical Biophysics 26, S. 367- 388 (1964)

107 MELBIN,J.:Elastic deformation in orthropic oval vessels: a mathematical model. Bull. of Mathem. Biophys. 33, S. 497- 511 (1971)

108 VOCKE,W.:Der zylindrische elastische Schlauch unter grosser Verformung. ZAMM 52, S. 354- 357 (1972)

8.1.5 <u>ÜBERSICHTSBEITRÄGE ZUR BIOMECHANIK</u>

109 COX,R.H.:Wave propagation through a newtonian fluid contained within a thick- walled visco- elastic tube. J. of
Biophys. 8, S. 691 (1968)

110 FUNG,Y.C.:Biomechanics:its foundations and objectives. Pren-
tice-Hall, Inc. New Yersey (1972)

111 FUNG,Y.C.:Biomechanics, its scope, history and some problems of continuum mechanics in physiology. J. Appl. Mech.
Rev. 21, 1,S. 1 - 20 (1968)

112 MAHRENHOLTZ,O.:Biologische Strömungen. ZAMM S. T27- T39
(1974)

113 PESTEL,E.,LIEBAU,G.:Phänomenen der pulsierenden Strömungen
im Blutkreislauf aus technologischer, physiologischer und
klinischer Sicht. BI- Hochschulskripten (1970)

114 SKALAK,R.:Wave propagation in blood flow. Biomech. Symp. of
ASME, S. 20- 46 (1966)

115 WETTERER,E.,KENNER,T.:Grundlagen der Dynamik des Arterien-
pulses. Springer Verlag (1968)

116 RATH,H.J.:Berechnungen zu einem ventillosen Pumpprinzip.
Diss. TU- Hannover (1976)

117 HUNG,T.K.,SKALAK,R.,BUGLIARELLO,G.,LIU,K.,PATEL,D.J.,AL-
BIN,M.S.:Perspectives in biomechanics research and education
for next decade. J. of the Eng. Mech. Div. EM1, S.3- 9 (1978)

[118] CHRISTENSEN,J., MACAGNO,E.O., MELVILLE,J.G.: Motility and flow in small intestine. J. of the Eng. Mech. Div. EM1 S. 11-29 (1978)

NACHTRAG ZUM LITERATURVERZEICHNIS:

[119] BROWN.T.D.:Computational and experimental studies of two-dimensional nonlinear peristaltic pumping. Ph.D. thesis, Carnegie-Mello University (1976)

[120] DODDS,W.J.,STEWART,E.T., HODGES, D., ZBORALESKE,F.F.: Movement of the feline esuphagus associated with respiration and peristalsis. Journal of Clinical Investigation 52, S. 1-3 (1973)

[121] FUNG, Y.C.:Muscle controlled flow. In:Developments in Mechanics, Proceedings of the 12th. Midwestern Mech.Conf.6, S 33-61 (1971)

[122] HUNG,T.K., BROWN, T.D.:Solid-particle motion in two-dimensional peristaltic flows. Journal Fluid Mech. 73,1, S. 77-100 (1976)

[123] KAIMAL, M. R.: Peristaltic pumping of a newtonian fluid particles suspended in it low reynolds number under long wavelength approximation. Journal Appl. Mech. 45, S.32-36 (1978)

[124] MANTON,M.J.:Long-wavelength peristaltic pumping at low Reynolds number. Journal Fluid Mech. 63,3, S. 467-476 (1975)

9. VERZEICHNIS DER ABKÜRZUNGEN

a	Wellenfortpflanzugsgeschwindigkeit, def. in Gl(80)
a	Länge, definiert in Bild 23
a_o	Wellenfortpflanzungsgeschwindigkeit für $p = p_a$
a_o	halbe Höhe am Kanalanfang, definiert in Gl.(51)
$a(z)$	Verlauf der Querschnittskontur, def. in Gl.(51)
A	Strömungsquerschnitt, siehe Gl.(25)
A_n	Konstante in Gl.(48) und Gl.(49)
A_1	Querschnitt des Schlauches an den Rändern, siehe Bild 42
A_o	Strömungsquerschnitt des Schlauches für $p=p_a$, def. in Gl.(26)
A_A	Amplitude der harmonischen Funktion, def. in Gl.(26)
b	Amplitude der peristaltischen Bewegung, siehe Bild 1
b	Länge, definiert in Bild 23
B_n	Konstante in Gl.(48) ff
c	Wellengeschwindigkeit, siehe Bild 1
C_{nm}	Konstante in Gl.(48) ff
C_{no}	Konstante in Gl.(50)
d	Durchmesser
D	Durchmesser
D	Differentialgleichung, allgemein, siehe Gl.(32)
D_1	Durchmesser des Schlauches im Ruhezustand, siehe Gl.(77)
E	statischer Elastizitätsmodul
f	Frequenz, siehe Bild 3
f	Funktionswert im Differenzenverfahren
g	Erdbeschleunigung, siehe Gl.(81)
G	Gleitmodul, siehe Gl.(107) ff
h	Höhe, siehe Bild 42

Δh	Unterschied der Flüssigkeitsspiegel, siehe Gl.(81)
h_1, h_2	metrische Koeffizienten, siehe Gl.(66) ff
H	Kanalhöhe
H	Höhe der Wasserspiegel, siehe Bild 42
I_i	modifizierte Besselfunktionen i - ter Ordnung der ersten Art, siehe Gl.(48) ff
j	Zählung der Ortsschritte, siehe Bild 43
J_i	Besselfunktionen i- ter Ordnung der ersten Art, siehe Gl.(48)
k	Steigung der Kanalkontur, definiert in Gl.(51)
k	Viskositätskoeffizient, def. in Gl.(98)
k_n	Konstanten, siehe Gl.(48) ff
K_γ	Konstante, siehe Gl.(117)
K_r	spezifische Massenkraft, siehe Gl.(10)
K	spezifische Massenkraft, siehe Gl.(10)
K_z	spezifische Massenkraft, siehe Gl.(10)
l	Länge des Schlauches, siehe Bild 42, siehe Gl.(4)
L	Länge, siehe Bild 23
m	Poissonzahl des Wandwerkstoffes
m	Zählparameter für Besselreihe, siehe Gl.(48) ff
n	Zählparameter für Besselreihe, siehe Gl.(48) ff
n	Zählung der Zeitschritte, siehe Bild 43
p	Druck in der Flüssigkeit
Δp	Druckunterschied in axialer Richtung
p_a	Außendruck am Schlauch
Δp_λ	Druckunterschied pro Wellenlänge
$(p - p_a)$	transmuraler Druck, siehe Gl.(77)
P	normierter Druck, siehe Gl.(66) ff
q	Volumenstrom, siehe Gl.(45) ff

$\bar{q}_o$ mittlerer Volumenstrom, siehe Bild 33, 34

Q Volumenstrom, siehe Gl.(59)

$\bar{Q}$ mittlerer Volumenstrom, definiert in Gl.(82)

$\bar{Q}^*$ mittlerer, normierter Volumenstrom, def. in Gl.(83)

r Radius, siehe Bild 1

r radiale Koordinate

r_h Ortsfunktion für die Bewegung der Wand, def. in Gl.(22)

$\vec{r}$ Ortsvektor, zum Beisp. Gl.(32)

R Innenradius des Schlauches im Ruhezustand, siehe Bild 1

R Vektor der Randbedingungen

Re Reynoldszahl, definiert in Gl.(3)

s Wandstärke des Schlauches, siehe Gl.(77)

s Stromfadenkoordinate für die Behälter, siehe Bild 42

Str Strouhalzahl, def. in Gl.(4)

t Zeitkoordinate

Δt Zeitschritt, siehe Gl.(84)

T normierte Zeitkoordinate

T Periodendauer

u Geschwindigkeitskomponente in x- Richtung

u Geschwindigkeitskomponente in r- Richtung

u Verschiebung in x- Richtung, siehe Gl.(104) ff

u Verschiebung in r- Richtung, siehe Gl.(113) ff

v Geschwindigkeitskomponente in y- Richtung, siehe Gl.(9) ff

v Verschiebung in y- Richtung, siehe Gl.(105)

V normierte Geschwindigkeit in   Richtung, siehe Gl.(66) ff

w Geschwindigkeitskomponente in z- Richtung, siehe Gl.(9)

w Verschiebung in z- Richtung, siehe Gl.(106)

W normierte Geschwindigkeit in - Richtung, siehe Gl.(66) ff

x	Ortskoordinate
Δx	Ortsschritt, siehe Gl.(85)
X	Massenkraft pro Volumeneinheit, siehe Gl.(11)
X_w	Formparameter der Welle, siehe Bild 46
y	Ortskoordinate
y^*	mitbewegte Koordinate
y_h	Koordinate der Wandbewegung, def. in Gl.(22)
Y	Massenkraft pro Volumeneinheit, siehe Gl.(11)
z	Ortskoordinate
z^*	mitbewegte Koordinate
Z	Massenkraft pro Volumeneinheit, siehe Gl.(11)
α	tangentiale Richtung der krummlinigen Koordinate, Gl.(66)
β	normale Richtung der krummlinigen Koordinate, Gl.(66) ff
β_m	Konstante, siehe Gl.(48) ff
γ	Schiebung, siehe Gl.(107) ff
γ_m	Konstante, siehe Gl.(48) ff
δ	Wellenordnung, definiert in Gl.(2)
ε	Amplitudenverhältnis, def. in Gl.(1)
ε	lineare Dehnung, siehe Gl.(104) ff
μ	dynamische Viskosität, siehe zum Bsp. Gl.(88)
λ	Wellenlänge, siehe Bild 1
ν	Querzahl, siehe Gl.(104) ff
ρ	Dichte des Fluides
σ	Normalspannung des Fluides, siehe Gl.(74) ff
σ	Normalspannung des Werkstoffes, siehe Gl.(104) ff
τ	Schubspannung im Werkstoff
τ	Schubspannung des Fluides, z. Bsp. Gl.(76)

ω   Kreisfrequenz

Ω   Erregerfrequenz

10. VERZEICHNIS DER BILDUNTERSCHRIFTEN

11. STICHWORTVERZEICHNIS

A

B

S

T